職場における新たな腰痛対策 Q&A50

既存の腰痛概念の変革と実践

推薦の言葉

　腰痛は、働く人が、最も高頻度に抱える健康課題の1つです。それにもかかわらず、これまで労働災害につながるような災害性腰痛対策以外には、産業保健の現場では重大な問題として取り上げられることが少なかったと思います。

　昨今、我が国の労働人口が高齢化するなかで、心身が健全な労働力を維持するために従業員の健康に投資する健康経営が広がりつつあります。健康経営の重要指標であるプレゼンティーズムが用いられますが、腰痛はプレゼンティーズムの主要症状であることがわかっており、腰痛による生産性損失は事業者の立場でも大きな課題といえます。しかし、プレゼンティーズムを伴う腰痛を持っていても、自己対処行動を行っている人の割合は低く、多くの人が仕事に影響がある腰痛を持っていても我慢しているだけの実態があります。そのため、産業保健スタッフには、幅広い業種において、積極的に腰痛対策に取組むことが期待されます。

　本書は、2012年に発刊された『新しい腰痛対策Q&A21－非特異的腰痛のニューコンセプトと職域での予防法』の続編ともいえるものです。2012年の書籍では、恐怖回避モデルといった慢性腰痛のメカニズムや腰痛ベルトの有効性に関するエビデンスなど、産業保健スタッフが実際の産業保健活動に生かすための、知っておくべき当時の最新の知見を提供してくれました。また、「ハリ胸プリけつ」、「これだけ体操」といったように、たいへん印象的な伝え方の工夫まで提供してくれており、私自身も産業医活動で大いに利用させていただきました。そして10年以上が経過して出版された本書の中では、最新の腰痛研究のエビデンスが加わり、さらに実用性を増すために、50ものポイントがQ&A形式で、ビジュアルにまとめられています。

　産業保健スタッフの皆様には、腰痛対策の目的を、労災防止、働く人のQOLの向上、生産性低下の改善といったように幅広く捉え、他の産業保健活動同様に、作業環境管理、作業管理、健康管理の3管理を組み合わせた幅広いアプローチを行っていただきたいと思います。その実践のための知見が詰まっている本書は、産業保健スタッフが、エビデンスに基づく腰痛対策を実践するうえで、必携の書と思います。

産業医科大学 産業生態科学研究所 教授

森　晃爾

推薦の言葉

　仕事に関連した腰痛は、多くの場合、様々な要因が複合的に絡み合って発症します。近年では、保健衛生業、商業、製造業、運輸交通業において多発していますが、同じ業種であっても働き方や働く環境が異なれば、主となる腰痛のリスク要因は異なります。このような場合、職場ごとに腰痛のリスク要因を洗い出し、要因ごとにリスクを低減する対策を積み重ねることが重要となります。

　腰痛予防や痛みの改善につながる対策としては、労働衛生の3管理と労働衛生教育のうち、これまで作業管理および作業環境管理が中心となってきました。これらは重要な対策ではありますが、必ずしもこれらの対策だけで問題が解決するとは限りません。例えば、長時間の車両運転や狭い作業スペースでの小売りの作業では、可能な範囲にて作業管理や作業環境管理は行われてきましたが、有効な打開策が見いだせずにいます。このような場合、これら2つ以外の管理にも目を向ける必要があります。

　本書は、腰痛の基本的な知識から生活全般において考えるべき情報に加え、健康管理や労働衛生教育につながる情報が豊富に盛り込まれています。これらの情報は、エビデンスに基づいて論理的にまとめられ、かつ理解しやすく解説されており、職場での保健指導において大いに活用できます。また、腰痛とどのように付き合っていくのかという視点が盛り込まれている点はたいへん興味深いところです。腰痛リスクは、ゼロにすることが理想ではありますが、実際にはなかなか難しいのが実状です。このことから、腰痛とうまく付き合っていくことが本来は重要であり、その道筋が本書では述べられています。

　このような本書の特質は、腰痛対策に行き詰まっている職場での腰痛改善に貢献すると思われます。本書の腰痛に関する情報と対策は、腰痛予防や痛みの改善につながる効果的な取組みを普及させ、腰痛者を減少させると信じております。

独立行政法人労働者健康安全機構 労働安全衛生総合研究所
人間工学研究グループ 部長

岩切 一幸

推薦の言葉

　松平浩先生による待望の最新刊『職場における新たな腰痛対策Q&A50−既存の腰痛概念の変革と実践−』が刊行されました。産業保健スタッフが日々の活動で抱く疑問とその答えを、最新のエビデンスと実践の成果をもとに、わかりやすく解説されています。

　私が松平先生から共同研究のお誘いを受けたのは、前著『新しい腰痛対策Q&A21−非特異的腰痛のニューコンセプトと職域での予防法』(2012年刊)を刊行される1年前でした。心理学を専門とし、「ワーク・エンゲイジメント(仕事に主体的に関わり活き活きと働く状態)」という新しい概念の研究に挑戦していた私に、なぜ腰痛を専門とする整形外科医からお誘いがあったのか、最初は理由が全くわかりませんでした。ところが、関東労災病院の松平先生の研究室(当時)にて、腰痛とこころとの関係を最新のエビデンスをもとに熱く説明される先生のお話をうかがうことで、遅ればせながらこの領域の重要性に気づきました。武蔵小杉駅前の居酒屋にて、ビールを飲みながら松平先生からうかがうお話は、どれも目からウロコでした。

　松平先生の卓越した点は、徹底したユーザー(患者、労働者)目線にあります。「腰痛借金」「これだけ体操」「肘肩ぐるぐる体操」「美ポジ体操」「ハリ胸プリけつ」など、これだけ多くのわかりやすい用語を新しく作られる研究者は、そういないでしょう。旺盛なサービス精神も健在であり、YouTubeで体操を実演し、「覚えておきたい腰痛川柳」の短編ドラマにも出演されています。臨床家、研究者でありながら、同時に優れたエンターテイナーでもあるのです。

　本書『職場における新たな腰痛対策Q&A50−既存の腰痛概念の変革と実践−』も、松平先生のサービス精神は、いかんなく発揮されています。産業保健スタッフの実務に役立つよう、エビデンスに基づく平易な解説はもとより、職場で実践可能な体操が紹介されたウェブサイトやイラストなどの情報に簡単にアクセスできるよう、二次元コードを掲載しています。Q&A形式ですので、関心のある項目に注目して読むこともできますが、Q1から順番に読むことで、腰痛対策の最新動向を俯瞰することもできます。

　松平先生は、2023年3月より腰痛専門(自由診療)のクリニックTailor Made Back pain Clinic(TMBC)を開院されました。松平先生の新たな活動の幕開けです。松平先生ファンの一人として、今後の動向からますます目が離せません。

慶應義塾大学総合政策学部 教授

島津 明人

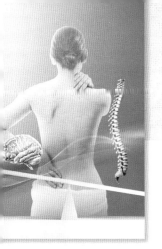

はじめに

　　腰痛に伴う労働損失は多大であり続けています。この現状を俯瞰してみてみると、これまでの腰痛に対する方策や介入が功を奏しているとはいえません。これはもはや社会課題です。それでは、なぜ、この課題が解決されないのでしょうか？

　　腰痛は、腰への物理的な負担が影響し、腰椎周囲の組織損傷や筋疲労が生じるといったパターンのみならず、様々な個人的、心理社会的要因が影響し、脳機能を介して痛みが増幅する側面も持つなど、多要因が複雑に関与する症候であることが特徴として挙げられます。そのため、適切な評価とそれに伴うソリューション提供がなされにくく、そのことが課題解決を困難なものとしているといえます。安全衛生の観点では、人間工学的なアプローチを含む作業管理は重要であることはいうまでもありませんが、ただし、これらへの偏重は他の大事な要因を置き去りにすることになり、課題解決の遅れの理由の一つにもなり得るものです。

　　この課題解決へ向けた指南を目指した本書は、2012年に発刊され好評を得た『**新しい腰痛対策Q&A21 －非特異的腰痛のニューコンセプトと職域での予防法－**』の続編になります。現在でも活かせる部分は前著を踏襲しつつ、その後、さらに研究を積み重ねた成果に加え、産業衛生、労働安全に関わる多くの方々からのご指導も踏まえ、大幅なグレードアップを図りました。

　　腰痛予防と慢性腰痛の治療の両者に対し科学的検証から推奨される介入は、エクササイズのみであることを、産業保健、安全衛生に関わるすべてのステークホルダーが認識する必要があるでしょう。さらには、エイジマネジメントにも注意を払う必要があります。例えば、働き盛りの世代には、体重管理や睡眠を含む生活習慣へのアプローチが役立つかもしれませんし、シニア労働者に対しては、診断と治療法がおおむね確立されている骨粗鬆症とサルコペニアの評価と介入は欠かせません。これらは将来の介護者・被介護者双方の負担、さらには介護にかかる経費負担の軽減等といった介護対策への予防的投資でもあります。

　　働き方が変革期にある今、保有者も再発者も多い腰痛に対し、働く人が自己管理能力と自己効力感を高めるための、そして常に仕事への参加と適度な身体活動を維持するための、合理的かつ戦略的な評価に基づいた**個別性のあるポピュレーションアプローチ**を目指すことが望まれます。その前提として、腰痛に関わるすべてのステークホルダーが、従来型の腰痛対策からいったん離れ、**「概念の変革」**の受け入れと共有を進める必要があると考えています。本書は、そのためのテキストブックとお考えください。ご覧になるのは気になるQ&Aからでかまいませんので、働く人の腰痛予防、さらには生産性向上と人生100年時代へ向けた健康増進へのナビゲーターとして本書を役立てていただけるなら幸いです。

　　私事になりますが、昨年（2022年）は、関係各位のご高配により「保健文化賞」を受賞し、また、のべ20年間務めた東大病院退職を決意した、私自身ひと区切りの年でした。その後、独立し新年度を迎え最初の著作が本書になります。そうした意味からも、私の中ではこれまでの総括および新たな一歩として位置づけております。これまでご指導・ご教示いただきました皆様におかれましては、引き続きご高配賜りたくお願い申しあげます。

Tailor Made Back pain Clinic（TMBC）院長

松 平　　浩

1 腰 痛 の 基 礎 知 識

2 職場・職場外の腰痛要因と対策

INDEX

1

腰 痛 の 基 礎 知 識

Q1 腰痛持ちが多いって本当?

A. 我が国でも世界的にみても、仕事や生活に支障をきたす症状のNo.1といえます。

腰痛は病気の名前ではなく、症状の総称です。具体的には、第12肋骨下縁より下〜骨盤(腸骨稜)あたりまでの痛みやはり、不快感が起こるものを指します。また、一般的には、殿部痛および働く世代に比較的多い腰椎椎間板ヘルニアの症状として典型的な坐骨神経痛様の下肢症状を伴う場合を含みます[1]。

腰痛は、世界における**YLD**(Years Lived with Disability:疾病や症状により支障をきたす年数)という指標において昔も今も第1位であり[2]、日本人の生涯有訴率は8割を超えます[3]。また、休業4日以上の業務上疾病において腰痛が全体の6割を占め(第1位)、毎年約5,000件にのぼります[4]。さらに、労働者の健康問題による経済損失は、**アブセンティーズム**(健康上の問題により休業や遅刻早退している状態)よりも**プレゼンティーズム**(出勤はしているものの、健康上の問題により生産性が低下している状態)の占める割合が高いとされ〔➡P4上左図〕、腰痛はその主因のひとつです[5]〜[7]。また、本邦での大規模調査から、慢性の痛みで最も困っている部位も腰痛であり[8]、慢性腰痛の人の7割はプレゼンティーズムを抱えていると報告されています[9]。このように、今後、いかに腰痛に伴うプレゼンティーズムを減らし、かつアブセンティーズムを未然に防ぐか、職場での対策の確立が不可欠です。

▌腰痛の生涯有訴率:全国約6万5千人の調査 Fujii T, Matsudaira K. Eur Spine J 22, 2013[3]

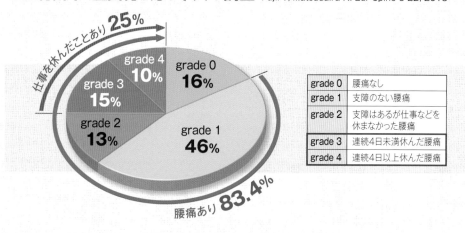

grade 0	腰痛なし
grade 1	支障のない腰痛
grade 2	支障はあるが仕事などを休まなかった腰痛
grade 3	連続4日未満休んだ腰痛
grade 4	連続4日以上休んだ腰痛

▌慢性の痛みで最も困っている部位:上位5部位

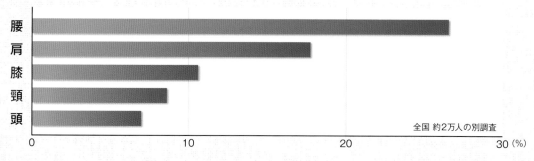

PACE survey 2009, JP(松平浩ほか. ペインクリニック 32, 2011)[8]

PACE survey(Pain Associated Cross-sectional Epidemiological survey):勤労者を含む国民の筋骨格系関連部位および頭痛や歯痛も含めた疼痛愁訴の実態を明らかにする目的で行われた大規模調査。2009年1月にインターネットを用いて全国約148万人から無作為抽出した勤労者を含む20,063人に対して、直近1カ月の疼痛状況(痛み部位、強さ、期間、きっかけ、生活や仕事の支障度、医療機関受診の有無)および医療経済的評価の際に基盤となる効用値を算出できる健康関連QOL尺度であるEQ-5D等を調査した。

Q2 アブセンティーズムの実情は？

A. 経験の浅い介護に従事する方、小売業の方が、4日以上の休業をすることが多いようです。

　厚生労働省が提示している統計は、4日以上休業で届出のあった件数ですが、業種別では、社会福祉法人（社福）がその代表である保健衛生業のみ右肩上がりの状況[*1]です[4]。また、2019（令和元）年から急増に転じたのは、商業（特に小売業）[*2]です。一方、社福における労働災害は、2019年度にはついに1万件を超え、いわゆる行動災害と呼ばれる「動作の反動、無理な動作」と「転倒」が、それぞれ約1/3を占めています[10]。社福での「動作の反動、無理な動作」による災害の代表格が腰痛であり、「車椅子とベッドの間での移乗作業」「経験年数が浅い人」「一人介助」がリスク要因として挙げられます[10]。以上の背景から、近年、厚生労働省は、社福と小売業での行動災害としての腰痛・転倒予防を急務な課題と位置付けています。

▌腰痛発生件数の推移

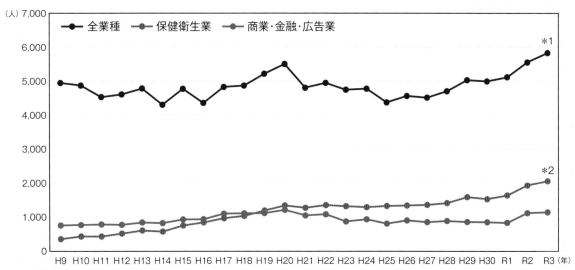

資料出所 業務上疾病調べを基に労働衛生課にて作成
（注）休業4日以上のものである。
中央労働災害防止協会からのご提供

▌2019年社会福祉施設労働災害（死傷病報告）10,045件の分類
事故の病別の労働災害発生状況（単位：件）平内和樹、菅間敦、島田行恭（安衛研）調べ[10]

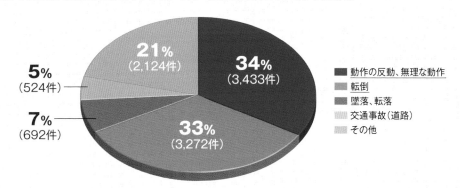

- 34%（3,433件）　動作の反動、無理な動作
- 33%（3,272件）　転倒
- 21%（2,124件）　墜落、転落
- 7%（692件）　交通事故（道路）
- 5%（524件）　その他

「動作の反動、無理な動作」➡ 経験が浅い人、車椅子とベッドの間での移乗作業、一人介助

平内和樹, ほか. 労働安全衛生研究 16, 2023[10]

3

Q3 プレゼンティーズムの実情は?

A. 「メンタル不調」「首の不調・肩こり」「腰痛」「睡眠障害」が、4大プレゼンティーズムであり、これらを包括的に予防することが重要です。

　新型コロナウイルス感染拡大の直前であった2019年秋に私たちが行った全国1万人の就労者に対する大規模調査から、プレゼンティーズムのトップ3は、メンタルヘルス不調、首の不調・肩こり、腰痛、次いで睡眠障害であることが明らかになりました[7]。著者は、これらを**"4大プレゼンティーズム"**と称しています。過去のWadaら[5]、Nagataら[6]の調査からも、首の不調・肩こり、腰痛がプレゼンティーズムの主因であることは明らかです。そして、withコロナとなった2023年2月に私たちが改めて行った全国1万人の大規模調査でのプレゼンティーズムによる労働損失額は、<u>4大プレゼンティーズムに変動はなかったものの</u>、**1位 腰痛**、2位 首の不調・肩こり、3位 メンタルヘルス不調、4位 睡眠障害と、腰痛がトップでした。

　以上を踏まえ、産業保健活動において重要な位置を占める「予防」「適正配置と両立支援」「健康経営」すべての観点から、腰痛をはじめとする"4大プレゼンティーズム"対策を縦割りでなく横串で包括的に行い、企業の人的資源を高めることに注力する必要があると考えます。

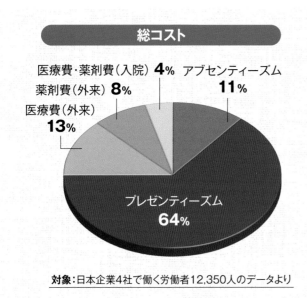

総コスト

医療費・薬剤費（入院）**4%**
薬剤費（外来）**8%**
医療費（外来）**13%**
アブセンティーズム **11%**
プレゼンティーズム **64%**

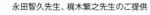

対象：日本企業4社で働く労働者12,350人のデータより

永田智久先生、梶木繁之先生のご提供

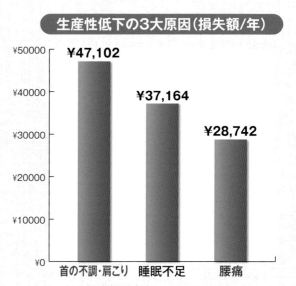

生産性低下の3大原因（損失額/年）

首の不調・肩こり	睡眠不足	腰痛
¥47,102	¥37,164	¥28,742

Nagata T, et al. J Occup Environ Med 60, 2018一部改変[6]

健康上の不調がもたらすプレゼンティーズムによる労働損失額（推計）
～全国1万人の就労者に関する大規模調査～

順位	症状	年間損失額（円） （労働者一人当たり）	年間損失額（兆円） （全国試算）
1	精神に関する不調	51,651	3.49
2	**首の不調・肩こり**	45,534	3.07
3	**腰痛**	44,824	3.03
4	睡眠に関する不調	35,060	2.37
5	眼の不調	26,370	1.78

Yoshimoto T, et al. J Occup Environ Med 62, 2020[7]

Q4 仕事に支障をきたす腰痛のリスク因子を教えてください。

A. 新規発生（ぎっくり腰など）、慢性腰痛とも、腰への負担（人間工学的要因）と心理社会的要因があります。

　日本人の勤労者を対象とした前向き研究によると、仕事に支障をきたす腰痛の新規発生要因として、「過去の腰痛歴」に加え、「持ち上げ・前かがみ動作が頻繁なこと」や「25kg以上の持ち上げ動作」といった腰部負担要因だけでなく、「職場の人間関係のストレスが強いこと」や「労働時間が週60時間以上」といった**心理社会的要因**も挙げられています[11)12)]。心理的な負荷を与えて持ち上げ動作をさせると、姿勢バランスが崩れて腰部負担（腰痛借金）が増えることがわかっています[13)]〔➡P15〕。

　さらには、「仕事の低満足度／働きがいが低い」「上司のサポート不足」「人間関係のストレスが強い」といった心理社会的要因が、腰痛既往、腰部負担に関わる要因とともに仕事に支障をきたす腰痛の慢性化に影響することも報告されています[14)〜17)]。心理社会的ストレスは、脳機能の不具合に伴う様々な機能的な身体症状〔身体化➡P11〕を引き起こすことがあります。

▌勤労者が**仕事に支障をきたす**腰痛の危険因子　JOB study& CUPID studyの前向き研究の結果から

	新規発生	慢性化
腰部負担要因	持ち上げ・前かがみ動作が頻繁 25kg以上の持ち上げ動作	20kg以上の重量物取り扱いand/or 介護作業に従事（持ち上げ・前かがみ・ひねり動作が頻繁）
心理社会的要因	職場の人間関係のストレスが強い 週労働時間が60時間以上	仕事の低満足度／働きがいが低い 上司のサポート不足 人間関係のストレスが強い 家族が腰痛で支障をきたした既往 不安　抑うつ　身体化

Ind Health, 2019 / BMC Musculoskelet Disord, 2017 / Ind health, 2015 / Plos One, 2014 / Spine, 2012

※JOB study（Japan epidemiological research of Occupation-related Back pain study）：勤労者の腰痛の実態を把握するとともに、特に「仕事に支障をきたす非特異的腰痛」の新規発症および遷延化の危険因子を探索することを主目的とした前向き研究。2005年9月からの半年間、首都圏の多業種勤労者9,307人に対して、腰痛に関する多目的アンケートを行い、ベースラインデータを収集した。同意の得られた5,310人に対して1年後および2年後におけるベースライン時からの作業状況、腰痛状況等について追跡調査を実施した[11)14)〜16)]。

※※CUPID study（Cultural and Psychosocial Influences on Disability）：英国サウサンプトン大学のDavid Coggon教授をチーフに、心理社会的側面が腰痛を含む筋・骨格系に関わる愁訴や障害に与える影響を、文化の異なる世界18カ国で比較検討することを主目的として推進した国際比較共同の前向き研究（Coggon D, et al. PLoS One 7：e39820, 2012）[18)]。CUPID-Japanでは2008年春に、運送職、営業職、看護職、事務職の4職種の3,187名に多目的アンケートを行い、2,651名のベースラインデータを収集し、横断研究としての分析[19)]、および1年後と2年後の追跡調査を行った[12)15)]。CUPID studyからは、これまで多くの英語論文が公表されている。

Q5 リスク因子を踏まえた腰痛の原因は?

A. 腰への負担要因による「腰自体の不具合」と、心理社会的要因による「脳機能の不具合」があり、両者は共存することもあります。

外傷に伴う骨折（椎体や横突起骨折）や重篤な病態（がんの転移、感染、急性大動脈症候群など）、良性の内臓疾患（尿路結石、子宮内膜症など）、神経症状を伴う疾患（腰椎椎間板ヘルニア、腰部脊柱管狭窄症など）は、世界的に特異的腰痛と総称されています[20)21)]。これらは、原因が比較的明確なため、多くの場合、専門医の診断と治療を要します〔➡P8、P44、P64〜69〕。

一方、これらの明らかな原因疾患がない腰痛は、非特異的腰痛と呼ばれ[20)21)]、腰痛全体の8割〜9割を占めています。言い換えれば、基本的に**"心配のいらない腰痛"**であり、**セルフマネジメント（自己管理）**が可能な腰痛です。

心配のいらない非特異的腰痛の原因となりうる代表的な要因として、「不良姿勢」や「持ち上げ動作」といった椎間板を代表とする腰自体への物理的な負担（筆者は、これを『**腰痛借金**』[22)]〔➡P51〕と命名）によるものが挙げられます。

一方、『腰痛診療ガイドライン2019』[23)]や2021年発刊の『慢性疼痛診療ガイドライン』[24)]にも明記されましたが、心理社会的要因も深く関係します。心理社会的ストレスは脳機能の不具合を起こし、筋肉の過緊張や痛みの過敏化をもたらすことも明らかになっています〔➡P12〜14〕。

そのため、腰痛対策として従来の動作要因と環境要因だけでなく、職場での人間関係や仕事への満足度といった心理社会的要因への配慮も必要です〔➡P49〕。

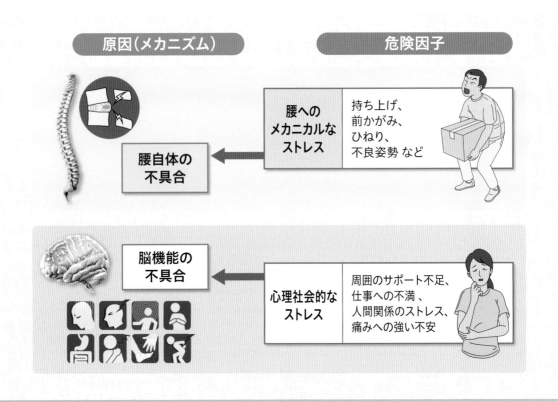

Q6 画像所見から非特異的腰痛の原因が わかりますか？

A. 画像から腰痛の原因を特定できる症例は、多くありません。

　実は、画像所見のほとんどは非特異的腰痛の原因を説明できません。また、今後腰痛で困り続けるかどうかの判断材料にもならないことが多いのです。よって腰の画像所見をネガティブイメージで指摘されても悲観する必要はありません。ヘルニア像も含めこのような所見は、腰痛があろうがなかろうが、少なくともどれかひとつは多くの人にみられます。腰痛のない人の76％にヘルニア、85％に椎間板の変性がみられるというデータもあります[25]。また、椎間板の変性所見は、20代からみられることも珍しくありません。逆に腰痛持ちでも画像に全く異常所見がない人も少なからずいます[26]。

　日本人労働者を対象とした私たちの研究でも、椎間板変性、ヘルニア様の椎間板膨隆、その他の腰痛と関連しうる**HIZ（high intensity zone）**などの椎間板周囲の所見、すべりといった異常といわれがちなMRIでの画像所見が、撮影前10年間の腰痛歴と関連がなく[27]、さらには、ベースラインの腰椎MRI所見が、その後の10年間の腰痛歴とも関連がないことを報告しています[28]。

▌画像所見が痛みの起源や予後を説明しないのがつらいところ・・・

● 腰痛や坐骨神経痛を患った経験がない人でも、椎間板変性、椎間板ヘルニア、脊柱管狭窄といった構造上の異常所見があるのは珍しくない

Boden S, et al. JBJS[Am] 72, 1990[29]

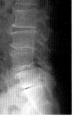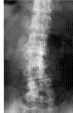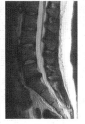

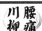 ヘルニアが　画像に出ても　気にするな

● 149人の勤労者におけるMRIを調べたところ画像所見と腰痛との関連は乏しく、しかも腰痛既往者の47％は正常所見

Savage RA, et al. Eur Spine J 6, 1997[26]

● 重篤な基礎疾患のない腰痛患者に画像検査を行っても臨床転帰は改善しない
➡ ルーチンの即時的な画像検査は止めるべき

Chou R, et al. Lancet 373, 2009[30]

═ COLUMN ═

珍しくMRIで非特異的腰痛の原因を説明できた例

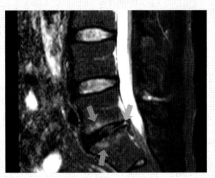

■MRI（STIR像）Modic type 1とHIZ

起床時痛、座位での腰痛が4週以上続いたためMRIを撮影。椎体終板のModic type 1（➡）と椎間板（後方線維輪）にHIZ（➡）を認め、軽微な炎症が関与している椎間板性の腰痛と判断した。短期的な腰椎制動（保護ベルト）とNSAID定時服用により、1カ月後には改善した[31]。一方、これらの所見は無症候性の場合も少なくない。

Q7 画像検査は必要ないということですか?

A. 特異的腰痛および非特異的腰痛の範疇にある一部の腰痛の確定診断に必要です。しかし、主に加齢に伴う変性に起因するほとんどの所見は、気にすることはありません。

症候性の椎間板ヘルニアやがんの脊椎転移をはじめとする特異的腰痛、あるいは、専門家の適切な診療において、非特異的腰痛が、例えば椎間板性腰痛〔➡P7下図〕である可能性をルールアウトする際に、特に**MRI検査**が欠かせません。

一方、前頁でも触れましたが、欧米では画像の所見と腰痛とを強く関連付けるような印象を与える医療スタイルに批判が集まりました。

医師が「あなたの椎間板はすごく減っているね」「骨の変形が強いね」「骨がずれているね」「狭窄があるね」といったネガティブな説明を患者にすることが、かえって症状を治りづらくする要因になる可能性があります。

こうした説明を聞いた患者は腰に対するネガティブなイメージが強くなり、腰痛に対する不安や悲観的、破局的な考えを強めるとともに、身体を動かすことへの恐怖感が強まることもわかっています。専門的には**恐怖回避思考**〔➡P9〕といわれるものです。恐怖回避思考が強くなると、日常生活において、何かというと「腰痛があるから」と体を動かさなくなるなど、活動性が次第に低下してきます。こうして腰を大事にし過ぎることがかえって予後を悪くするリスクになることがわかっています[32)33)]。

COLUMN

画像検査（特にMRI）が確定診断に必要な場合

■ 化膿性脊椎炎
発熱／血行感染（胆嚢炎、う歯等）／硬膜外カテーテル、椎間板穿刺、手術後がリスク／黄色ブドウ球菌が多い／糖尿病、胆がん患者など免疫が低い人（compromised host）では真菌などの弱毒菌でも感染（日和見感染）／発症後、3〜4週経過しないとX線での異常はみられない

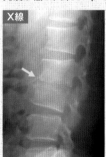
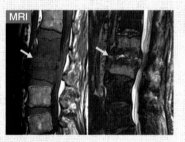

■ 結核性脊椎炎（脊椎カリエス）
日和見感染／微熱／結核既往／膿瘍形成

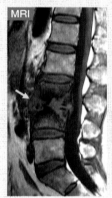
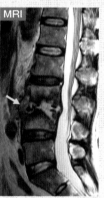

■ がんの脊椎転移
55歳以上／安静時痛／がんの既往／体重減少／原発不明がんの場合もある

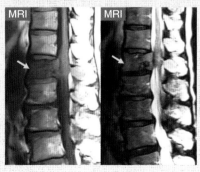
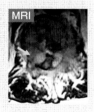

> 肺がん、前立腺がん、多発性骨髄腫で全体の約5割を占める。乳がんも多い。

穂積高弘, ほか. 関節外科35, 2016[34)]

Q8 恐怖回避思考とはなんですか？

A. 痛みに対する不安や恐怖感から活動を過剰に制限（回避）してしまうことです。

恐怖回避思考とは、腰痛において、自分の腰に対するネガティブなイメージや痛みに対する不安感や恐怖感から過度に腰を大事にする意識や思考、さらには行動のことです。欧米ではこの恐怖回避思考が腰痛の回復のしやすさや就労状況、慢性化につながりやすいことに強く影響していると指摘されてきました[32)33)]。これについては日本の専門医も認めるところです。

恐怖回避思考のきっかけとなるものには、痛みを体験したときに感じる不安や恐怖と、医療者の不適切な態度や説明があります。画像検査の結果を痛みと結び付けて、「あなたの椎間板はすごく減っているね」「骨の変形が強いね」「骨がずれているね」「分離症があるね」といった説明はもちろん、「腰痛があったら重いものを持ってはだめ」「安静にしなさい」といった説明も、不適切な指導であり、恐怖回避思考につながります。

私たちは、恐怖回避思考に関連する因子を日本人の大規模データを使って、多変量線形回帰分析という統計手法により検討しました。その結果、当然ながら「最近の腰痛による支障度」と「過去に経験した腰痛での支障度」との関連が強く、次いで、「家族や周囲の人が腰痛で支障をきたした経験があること」に加え、「医療施設を受診し**安静指示**を受けた経験があること」とも関連が強いことがわかりました。一方、日常的に運動習慣がある人は、逆に恐怖回避思考が有意に低い傾向にあることもわかりました[35)]。腰痛の重要な予後規定因子である恐怖回避思考を強めないためには、腰痛を患った時点で安心感を与え、安静を強調せず、活動的であることを勧めるといった世界標準のエビデンスに則った**"Stay Active"**の説明や指導が必要なことが示唆されました。

なお、「**安静**」についてはP19〜20で詳しく解説します。世界中の関連ガイドラインで、腰痛があるからと安静にし過ぎるのではなく、できる範囲で日常生活を送る"Stay Active"のほうが予後がよいとされています。

▌腰痛の「恐怖回避思考モデル」 Leeuw M, et al. J Behav Med 30, 2007 [32)]を改変

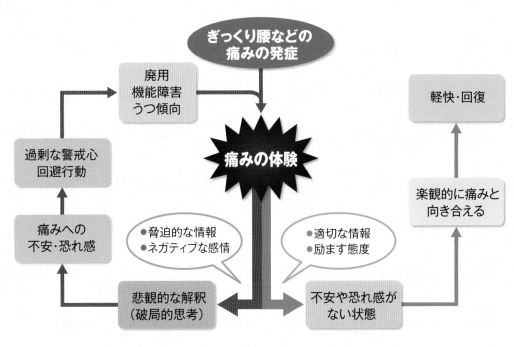

松平浩. 産業医学ジャーナル 33, 2010 [36)]を改変

Q2 心理社会的要因が引き金となって起こる腰痛の特徴は？

A. 過敏な痛みであったり、首の痛み、肩こりといった腰痛以外の愁訴も抱えている場合が多い傾向にあります。

　非特異的腰痛には腰への負担が引き金になって起こるタイプ（腰自体の不具合）と心理社会的要因が引き金になって起こるタイプ（脳機能の不具合）の大きく2つがありうることは前述しました〔➡P6〕。

　腰への負担によってダイレクトに腰自体の不具合が起こるタイプは、ある動作や姿勢によって痛みが強くなるのが特徴で、介護作業や重い荷物を運ぶ仕事に従事している方々に多くみられるものです。このタイプでは、腰の周囲に痛みが限局しやすい傾向もみられ、画像検査でははっきりしないものの、椎間板、椎間関節、あるいは仙腸関節に不具合が生じている可能性が高いと予測できます。一方、心理社会的要因を抱え脳機能の不具合によって起こるタイプは腰痛だけでなく、頭痛や首の痛み、肩のこりなど複数の部位の愁訴を併せ持っている場合が多くあり、その場合、その後の仕事の能力などに支障をきたすリスクが増えるとされています[37]。

　P2で紹介した**PACE survey**による分析では、腰痛を持っている人は腰以外の訴えも併せ持つ人が多く、3カ所以上の部位が痛むとした人が約半数にもおよびました[8]。また、複数の痛みを持つ人ほど生活の質（健康関連QOL）の評価である**EQ-5Dの値（死を0、最高の健康状態を1とする効用値）**が低いことが明らかです〔下図参照[38]〕。EQ-5Dが0.7以下の人は、健康状態は悪く、休職を伴いやすい状況にあると考えられます。

　また、こうした患者さんの腰痛は、腰椎の問題が主因ではないため動作や姿勢との関連がはっきりしない、一貫性がない、あるいは過剰に痛がる（痛みの閾値が下がった中枢性感作という状態）といった傾向にあるのも特徴です。

　こうした人たちに問診をすると、「仕事や人間関係のストレスがある」や「長時間働いていて疲れている」といった具合に、日々の生活で精神的なストレスを感じている状況を訴えることが少なくありません。

　あちこち複数部位の痛みやはりを同時に抱えているケースは、脳機能の不具合に伴う**Somatization（身体化）**〔➡P11〕である場合が多いと考えたほうがよいでしょう。このような人たちに対しては、従来の対策とは別の、心理面にもアプローチする腰痛対策を並行して行う必要があると考えています。

▌慢性疼痛群の痛みの部位数別健康関連QOL（EQ-5Dの効用値）[38]

痛みの部位数	n	(%)	平均±標準偏差
1	673	(14.7%)	0.75 ± 0.13
2	998	(21.7%)	0.75 ± 0.13
3	1,000	(21.8%)	0.74 ± 0.12
4,5	1,194	(26.0%)	0.72 ± 0.13
6,7,8,9	597	(13.0%)	0.68 ± 0.14
≧10	128	(2.8%)	0.58 ± 0.17
合計	4,590	(100%)	0.73 ± 0.13

EQ-5Dの国民平均は0.85、痛みのない人の平均は0.96でした。

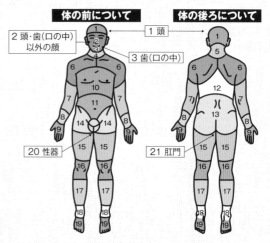

PACE survey 2009, JP（松平浩ほか. ペインクリニック 32, 2011）[8]

 腰痛川柳　ストレスが　あなたの痛みを　加速する

Q10 Somatization（身体化）とは どのようなものですか?

A. 頭痛、めまい・耳鳴り、動悸、胃腸の不調を典型とした 自律神経失調様の症状のことです。

　ストレスに伴う自律神経失調様の機能的な症状であり、専門科で器質的な原因が明らかにされない「頭痛」「めまい・耳鳴り」「息苦しさ・動悸」「下痢・便秘・吐き気を含む胃腸の不調」といった臓器系の症状に加え、「肩こり」「手足のしびれや筋肉の痛み」、そして「腰痛・背中のはり」といった運動器系の症状も含みます。

　これらは心理的ストレスが脳機能に影響を与えることによって起こってくる症状であり、「緊張型頭痛」「ストレス性のめまい」「心臓神経症」「機能性ディスペプシア」「過敏性腸症候群」といったものと同様に、腰痛にも心理的ストレスによる脳機能の不具合を介し、筋緊張や局所の動脈でのスパズムが強まって起こるタイプがあるという認識が必要だと考えています。また、身体症状がさらにストレスとなって痛みを抑制できなくなり、全身的な体調不良や痛みを引き起こすという悪循環に陥ることもあるでしょう。心理社会的要因の強い腰痛の患者さんでは、様々な症状を併せ持つケースが多くなります。

 頭痛　 めまい・耳鳴り　 息苦しさ・動悸　 下痢・便秘・吐気を含む胃腸の不調　 肩こり　 あちこちの筋肉痛 手足のしびれ　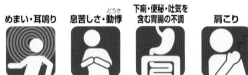 腰痛・背中のはり

　反応性のうつ状態や睡眠障害も心理的ストレスが引き金となることはいうまでもなく、脳機能の不具合が原因となる身体症状の1つとして腰痛を訴える患者さんは、必然的に抑うつ的な人も多くなります。Dionneは、縦断研究の分析から腰痛で困り続けることを予測するのに**抑うつ**と**Somatization**を把握することを推奨しています[39]。ただし、睡眠障害も含め、身体的（器質的）な病気による原因が隠れていないことを、専門医に確認してもらうようにしましょう。

 うつ状態・睡眠障害 強い疲労感

*なお、図に示した徴候の多くは、更年期障害（エストロゲンの低下）や低血圧症という女性に多い他の機能障害が原因で現れる 場合があることも知っておきましょう。

　患者さんに自分を振り返る日記をつけてもらうと、このことがよくわかります[40]。例えば下図の日記では「満員電車で腰が痛くなった」「両親とのいざこざがあった後、腰が痛くなった」という具合に、ストレスに連動して腰痛が起こっている様子が垣間見えます。また、腰痛だけでなく、耳鳴りや吐き気などの症状も顕著です。この方は腰痛を理由に長期休職中だったのですが、抑うつのスコアも高得点でした。こうした患者さんは痛みの主因が腰（局所）にあるわけではないので、整形外科で一般的に行われる治療が奏功するはずもなく、認知行動療法や環境調整といった心理社会面にアプローチをする治療が必要になってきます。

　なお、このような多彩な身体症状のスクリーニングには**Somatic Symptom Scale-8（SSS-8[身体症状スケール]➡P45～46）**を用いるとよいでしょう。

自分の体調の自己研究日記

心的ストレスは？ 閉所恐怖

11/9 @病院より帰宅。久々、超満員電車で腰が痛くなった。帰宅後すぐに腰痛体操をしたがイマイチ。風呂で温まったら少し楽になったので脳の方からなのか？（リラックス）
※がストレスか？

11/11 @ネットで活躍している旧友の姿を見ていたら、耳鳴りがひどくなった。

11/12 @面倒な週末の熱帯魚水替えと、両親とのいざこざがあった後、非常に腰が痛くなり散歩もできなくなった。風呂の後楽になった。

11/14 週のはじめはやはり日中ストレスっぽくなっている。無気力でなにもしたくない。やっとの思いで散歩に出た。耳鳴りがひどい。吐き気がする。

—— ストレッサー ——体に現われた反応（身体化）

松平浩. 脊椎脊髄 25, 2012 [40]

Q11 なぜ心理社会的要因によって腰痛が 難治・慢性化するのでしょうか?

A. 心理的ストレスによって、脳を主とする中枢神経の機能に異常が 生じ、痛みを抑制するシステムが働きづらくなったり、抑うつや Somatizationが強まったりするためです。

　筆者らが、心理社会的要因の強い重症の慢性腰痛の患者(長期休職者)の脳にFDG-PET(2-[(18)F]fluoro-2-deoxy-D-glucose-positron emission tomography)という脳代謝(機能)をみる検査を行った研究(東京都健康長寿医療センター研究所 石井賢二先生らとの共同研究、12例の集団解析)では、健常な人たちの脳代謝と比較したところ、扁桃体や海馬付近、および小脳の代謝が亢進していました(次頁写真A-1)。一方、前頭前皮質では脳代謝低下が確認され、いわば機能低下がみられました(同B-1)。そして、**認知行動療法**※を中心としたストレスを軽減するための治療を運動療法も加味して実施し、腰痛および抑うつ、その他の身体症状がよくなった後に撮影した画像では、治療前の画像と比較し脳代謝にも明らかな変化を認めました(同A-2、B-2、8例の集団解析)。この変化を「脳機能が改善した」と言い切るには注意が必要ですが、少なくとも心理社会的要因を抱えて腰痛を理由に休職している患者群の脳機能の不具合を示す所見であると考えられます。

　機能的脳画像法に関わる研究は、急速に進展していますが、脳の機能は奥深くかつ複雑であり、その果たす役割を理路整然と解釈することは容易ではありません。そのため、断定的なことをいうことは、現時点ではできませんが、上記知見の解釈として、以下のようなメカニズムがありうるのでは?と考察しています。

　私たちが「快楽」を感じているとき、中脳の腹側被蓋野と呼ばれる部分から**側坐核**へ、**ドパミン**という神経伝達物質が分泌され、さらに内因性の**オピオイド**も分泌されます[41)42)]。この機序は痛みを感じたときも作動し[43)]、痛みを感じてドパミンとオピオイドが分泌されると、「**下行性疼痛抑制系**」という痛みを抑えるのに重要な神経経路を介して脊髄のレベルで痛みが抑えられると考えられています[44)]。一方、情動や記憶に関わりの深い部分に、辺縁系の海馬・海馬傍回と扁桃体などがあります。不安や恐怖感といったストレスフルでネガティブな感情が生じている状態が続くと、海馬の活動が高まるとされています[43)45)]。また、心的外傷後ストレス障害の人は、健常人と比較して、痛み刺激で**扁桃体**と海馬傍回の活動が高まるとする報告[46)]があるなど、扁桃体も海馬の活動と連動して働いていると想定されています[47)48)]。このように、ネガティブな情動により海馬、扁桃体の活動が高まると、前述したドパミンおよびオピオイドの分泌がされにくくなると考えられます(**中脳辺縁系ドパミンシステムの機能異常**)。そうなると「下行性疼痛抑制系」も正常に働きづらくなり、脊髄の後角という部位での侵害情報が抑制されなくなるなど、さらに痛みが強まり痛覚過敏の状態(中枢性感作された状態)に陥りやすくもなります。このような、いわば脳が生み出す痛みは、2017年に国際疼痛学会が**痛覚変調性疼痛**[49)](日本語訳は2022年に確定)と定め、正式に市民権を得ました。加えて前述したドパミンの分泌低下は、脳の広範囲に存在しているセロトニントランスポーターに影響し(**セロトニン**の分泌低下ももたらし)、最高次の精神活動を担っている前頭前皮質の機能低下もさらに強まると思われます。そうなれば、抑うつや睡眠障害も伴うでしょう。また、自律神経系のバランスが崩れ、Somatization〔➡P11〕も現れやすくなる可能性が高まります。

※**認知行動療法**:欧米では慢性腰痛の管理に認知行動療法が重要視されてきましたが、我が国においても慢性疼痛診療ガイドラインでは、運動療法に患者教育や認知行動療法を併用した介入が「施行することを強く推奨する」とされたものの、腰痛を含む慢性疼痛に対し認知行動療法を行っても、診療報酬として請求できないため、極めて限定的にしか行われていないのが現状です。

ドパミン:中枢神経系に存在する神経伝達物質で、アドレナリンやノルアドレナリンの前駆体でもある。運動調節、ホルモン調節、快の感情や意欲、学習などに関わる。

オピオイド:オピオイド受容体と親和性を示す化合物の総称。がんの鎮痛薬であるオピオイドは外因性のオピオイド。生体内から分泌される内因性のオピオイドもあり、これが受容体とくっつくことにより、痛みが軽減される。

下行性疼痛抑制系:痛みをやわらげる中枢神経の仕組みの1つ。脳幹から脊髄に向かって下行する神経細胞がノルアドレナリンやセロトニンを介して、痛みの伝達を遮断し、痛みをやわらげる。オピオイドのほか精神的興奮や精神的集中、恐怖等を感じると作動する。

セロトニン:神経伝達物質でノルアドレナリンやドパミンの暴走を抑え、心のバランスを整える作用がある。セロトニンの不足により精神のバランスが崩れて、暴力的になったり、うつ病を発症することが指摘されている。

A-1. 治療前（正常コントロールとの比較）
■：統計的に有意な脳代謝亢進（扁桃体や海馬など）

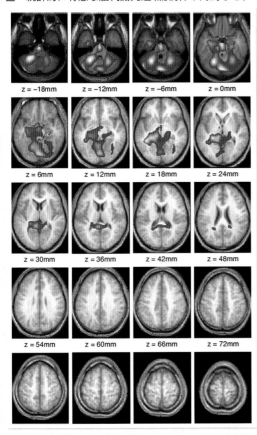

A-2. 認知行動療法後（治療前後の変化）
扁桃体や海馬周囲などの代謝亢進がなくなった

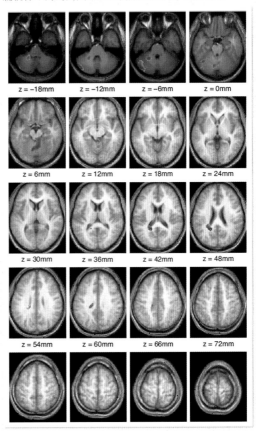

B-1. 治療前（正常コントロールとの比較）
■：統計的に有意な脳代謝低下部位（主に前頭前野）

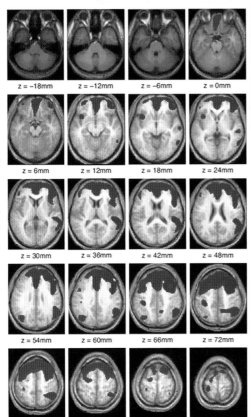

B-2. 認知行動療法後（治療前後の変化）
前頭前野を主とする代謝低下が改善した

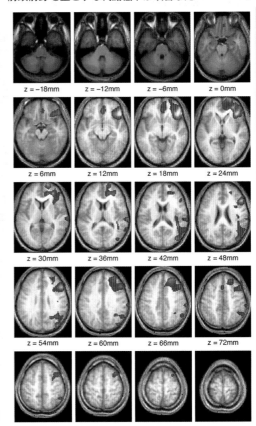

画像提供：東京都健康長寿医療センター研究所 石井賢二先生
平成22、23年度厚生労働省委託事業「治療と職業生活の両立等の支援手法の開発一式」による検討結果
ACPM（アジア心身医学会）2012, symposium

　加えて前頭前皮質と線条体の一部などは、目的や目標を持って行動（目標指向行動）をするために重要な役割を果たす部位でもあり[50)51)]、これらの機能低下は意欲のない後ろ向きの人間像を形成してしまうと思われます。

　前述した私どもの治療前（ベースライン）での所見についてですが、抑うつ的で目標指向行動をとれなくなっている休職者が、前頭前野の代謝（機能）が低下している状態であったことは理解しやすいと思います。

　我が国の慢性疼痛分野における認知行動療法のパイオニアであられた本田哲三先生らは、米国精神医学会の以前の診断基準（DSM-Ⅳ-TR）で「疼痛性障害」と判断された慢性腰痛を主とする患者群では、前頭前皮質の血流低下[52)]に加え、小脳の一部に血流増加を認めた[53)]（SPECT：single-photon-emission computed tomographyでの検討結果）と報告し、前頭前皮質の局所疲労が生じると、認知面の学習機能を担っている可能性がある小脳活動[54)]の抑制がとれて、無意識下の疼痛行動が顕著化してしまったことを反映している可能性があるのでは？と、あくまでも仮説であるとしたうえで述べています。以下、世界的に有名な腰痛に関わる脳科学研究を紹介しておきます。

　当該分野の先駆者であるBalikiらにより、慢性腰痛患者の脳では健常者と比較し、脳全体の灰白質構造に変化が生じたことが報告されています[55)]。同じくBalikiらによる脳の局所領域を比較した研究では、慢性腰痛患者で両側の背外側前頭前野（DLPFC）と右視床で灰白質密度が減少していました[55)]。一方、Seminowiczらは、慢性腰痛患者の左DLPFCの構造（皮質の厚さ）と機能（注意が必要な認知課題中の機能異常）の両者が、適切な治療により可逆的に変化する、つまり脳の構造も機能も改善することを報告しました[56)]。さらに慢性腰痛患者では、亜急性期の**側坐核**と内側前頭前野の機能的結合が慢性化のリスクであること[57)]、慢性期ではこの機能的結合が痛みの強さと相関する[58)]ことが報告されています。さらに、慢性腰痛患者では、安静時における情動中枢である**扁桃体**と他の脳内ネットワークの機能的結合が強まっていて、その傾向は破局的思考が強い患者ほど顕著であると報告されています[59)]。このように、慢性腰痛患者では、脳に構造的および機能的な変化が起こっており、脳の変化が難治化の主因である可能性を念頭に置く必要があります。

　私たちのベースラインの脳機能所見でも、運動を加味した認知行動的アプローチにより変化しうることを示しましたが、心理社会的要因を抱えた休職中の患者さんには、「脳内の**ドパミン**や**セロトニン**の分泌を増やす」ことをイメージしてもらい、その手段を教育しつつ一緒に考え、「目標指向行動」がとれるようサポートする必要があると考えています。

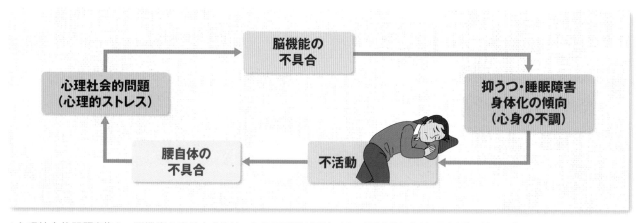

＊心理社会的問題を抱え、脳機能の不具合を生じ、心身の不調が現れると、不活動になり、不活動は筋・骨格系の硬直化（柔軟性のない、かえって小外傷を生じやすい組織の状態）をもたらすなど痛みが強まり、それが心理的なストレスになるという悪循環を形成する可能性があると考えています。このような悪循環を形成している患者さんに対しては、認知行動的アプローチと運動を上手く組み合わせる治療が理にかなっていると思いませんか？

DSM：「Diagnostic and Statistical Manual of Mental Disorders」（精神障害の診断と統計の手引き）の略。アメリカ精神医学会によって定められた精神疾患を診断するためのガイドライン。様々な障害の診断基準を例示したものとして世界各国で用いられている。これまで改訂修正が重ねられ、DSM-Ⅳ-TRを経て2013年5月にDSM-5が発表された。

Q12 心理的なストレスは、「ぎっくり腰」を起こすリスクも増やすって本当?

A. 心理的負荷がある状態で、持ち上げ動作を行うと、腰部負担(椎間板圧縮力)が高まります。

「ぎっくり腰」は何かのきっかけで急激に(ギクッと)発症した腰痛のことで、一般的な表現です。医学的には「急性の非特異的腰痛」に分類され、腰椎捻挫、腰部挫傷などの診断名がつきます。

「ぎっくり腰」自体は、鎮痛薬を使いつつ心配しすぎず過ごしていれば短期間でよくなることがほとんどですが、一度起こすとその後、腰痛を繰り返しやすくなったり、**恐怖回避思考**〔➡P9〕が強まり慢性腰痛の引き金になりうる点が問題です。よって「ぎっくり腰」を予防することも重要な課題の1つといえます。

「ぎっくり腰」は重いものを持つことなどで、腰の椎間板などに負担がかかることが原因になることが知られています。こうした椎間板への負担は、心理的ストレスが加わるとさらに高まる可能性があることがわかりました[13]。

すでに欧米では、Davisらにより検証されていましたが[60]、私たちは健常な日本人の成人男性13人を対象に行った研究でこのことを示唆する結果を得ることができました。本研究(労働安全衛生総合研究所 岩切一幸先生との共同研究)では、被験者に椎間板の圧縮力を計測する機器(三次元動作解析装置)をつけ、スクワット法による持ち上げ動作時の圧縮力を測定しました。その結果、椎間板の圧縮力は平均で63N/kgであり、椎間板を痛めるリスク(約55N/kg)を超えて負担がかかることがわかりました。さらに被験者には心理的ストレスのかかる課題を出し、それを解いてもらいながら持ち上げ動作をしてもらいました。具体的には2桁の暗算を解いてもらい、解答が奇数のときだけスクワット法を選択してもらいました。これは単純な持ち上げ動作による腰への負荷(メカニカルストレス)に加え、心理的ストレスを追加した形の実験です。結果、椎間板の圧縮力はスクワットを単独で実施した場合の63N/kgをさらに上回りました。その理由は、姿勢バランスが微妙に乱れることにあると推察できました[13]。

■ストレス課題の有無による持ち上げ動作時の腰部負担の比較

実際の施行順序は対象者前方のスライドに無作為に「Squat」「Stoop」「2桁の足し引き算」が提示され、5秒以内に挙上動作を行った。計算式が提示された場合、回答の下1桁が奇数であればSquat法、偶数であればStoop法で持ち上げを行った。

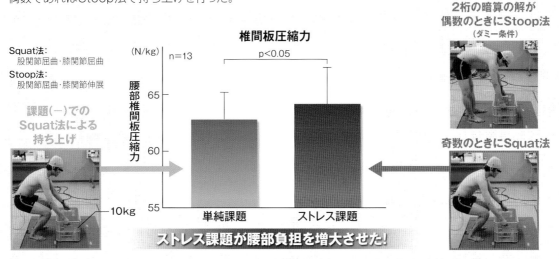

Squat法:
　股関節屈曲・膝関節屈曲
Stoop法:
　股関節屈曲・膝関節伸展

課題(ー)での
Squat法による
持ち上げ

10kg

椎間板圧縮力
(N/kg) n=13
p<0.05
腰部椎間板圧縮力
65
60
55
単純課題　ストレス課題

ストレス課題が腰部負担を増大させた!

2桁の暗算の解が
偶数のときにStoop法
(ダミー条件)

奇数のときにSquat法

Katsuhira J. et al. Spine 38, 2013[13]

勝平純司先生のご提供

　この結果は、腰に負荷をかける作業が「ぎっくり腰」のリスクを高めることはもちろんのこと、<u>心理的スト</u><u>レスが加わることにより、姿勢のバランスが崩れ、さらに椎間板の損傷リスクが高まる可能性があることを示唆</u><u>しています</u>。つまり、「ストレスを抱えながら介護作業や荷物の運搬作業を行うと、ぎっくり腰を起こすリスクがさらに高まる。心理的ストレスは、脳機能の不具合を介するメカニズムとは別の理由で腰痛を起こしやすくするという観点からも、日頃のストレス対策が腰痛予防に欠かせない」と、ご理解ください。

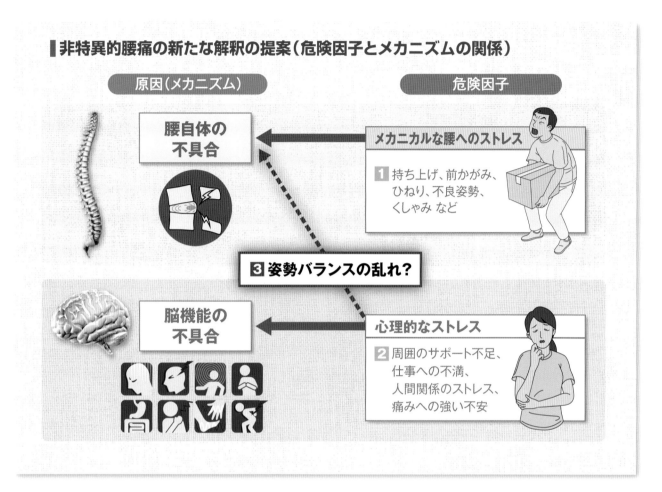

▋非特異的腰痛の新たな解釈の提案（危険因子とメカニズムの関係）

原因（メカニズム）　　　　　　　　危険因子

腰自体の不具合

メカニカルな腰へのストレス

1 持ち上げ、前かがみ、ひねり、不良姿勢、くしゃみ など

3 姿勢バランスの乱れ？

脳機能の不具合

心理的なストレス

2 周囲のサポート不足、仕事への不満、人間関係のストレス、痛みへの強い不安

═ COLUMN ═

Davisらの先行研究 [60)]

　心理的ストレスが加わったほうが腰部負担が強まる可能性があることを生体力学的実験手法を用い、初めて提示した報告です。具体的には、箱を単純に左右へ移動させたときより、箱の上に記載されている8桁の数字を被験者が読み取り、コンピューターに入力するという心理的ストレスとなる課題を与えてから箱を左右へ移動させたときのほうが腰への負担が大きかったというものです。その後、追試がされていなかったため、Davisらの方法の問題点を改良し、前頁に紹介した実験を行いました。

Q13 エビデンスレベルの高い腰痛治療は?

A. 本邦の診療ガイドラインで1A判定は、急性腰痛に対する非ステロイド性抗炎症薬（腰痛診療ガイドライン）と集学的治療（慢性疼痛診療ガイドライン）であり、1B判定に運動療法があります。

「腰痛診療ガイドライン2019」[23]（以下、腰痛GL）で推奨度・エビデンスレベルとも1B判定と高い治療介入は、慢性腰痛に対する**運動療法**、および腰痛に対する薬物療法です。薬物療法の中でも、急性腰痛に対する非ステロイド性抗炎症薬（**NSAIDs** ➡ P18）が1Aで、慢性腰痛では、セロトニン・ノルアドレナリン再取込み阻害薬（デュロキセチン）と弱オピオイド（トラマドール）が2A判定でした。2021年発刊の『慢性疼痛診療ガイドライン』[24]（慢性痛GL）でも、慢性腰痛に対する運動療法は1B判定であり、さらに、慢性痛GLでは、慢性腰痛に対する**集学的治療**（治療の実施者は原則2名以上かつ2職種以上）が1A、腰痛が最も多い慢性痛全般に対する認知行動療法および患者教育を組み合わせた運動療法が1B判定でした。以上を踏まえると、腰痛症に対する最適な治療戦略は、いまだ具体的な手法は確立していないものの、疼痛メカニズムなどの患者状態に応じた運動療法と薬物療法のコンビネーションを基軸とし、患者教育と認知行動療法を加味した集学的治療を合理的に提供することといえます。目標は、腰痛に対する自己効力感〔➡ P48〕と自己管理能力を高めることです。

なお、近年のガイドラインでは、以下の「エビデンスの強さ」と「推奨の強さ」を提示しています。つまり、**1A**が横綱級、**1B**が大関級というイメージです。

エビデンスの強さ	推奨の強さ
A（強）： 効果の推定値に強く確信あり	**1**：行うことを強く推奨
B（中）： 効果の推定値に中等度の確信あり	**2**：行うことを弱く推奨（提案する）
C（弱）： 効果の推定値に対する確信は限定的	**3**：行わないことを弱く推奨（提案）
D（とても弱い）： 効果の推定値がほとんど確信できない	**4**：行わないことを強く推奨
	なし： 明確な推奨ができない

1A
急性腰痛に対する非ステロイド性抗炎症薬（NSAIDs）　◀ 腰痛GL
慢性腰痛に対する集学的治療　◀ 慢性痛GL

1B
慢性腰痛に対する運動療法　◀ 腰痛GL＆慢性痛GL

▌NSAIDsメモ

　NSAIDsは、炎症を抑える作用があるため、炎症を伴っていると想定される痛みに有用です。急性の非特異的腰痛治療薬としても第一選択に挙げられていますが、「腰痛がよくならないから」といって漫然と使い続けることはお勧めできません。

　ここで、炎症が起こる機序とNSAIDsとの関係について説明します。生理的な刺激や組織の損傷等によりホスホリパーゼ（PL）A2の作用によって細胞膜リン脂質より遊離したアラキドン酸を原料に、シクロオキシゲナーゼ（COX）の働きによって、プロスタグランジン（PG）などの疼痛のメディエーターとなる生理活性物質を産生します。NSAIDsは、COXの働きをブロックすることによって炎症に伴う痛みを抑えます。

　一方、COXのアイソザイムであるCOX-2は炎症に関連する細胞を中心に発現していますが、COX-1に関しては多くの一般的な細胞に発現しており、COX-1により産生されるPG類は腎臓をはじめとする臓器の血流を維持したり、胃の粘膜を保護する作用など生体防御に重要な役割を果たしています。

　そのため、NSAIDsを使うときは、副作用として臓器系の障害が起こるかもしれないことを常に念頭に置く必要があると考えます。消化管障害（特に出血性潰瘍）、心血管イベント（心筋梗塞、脳卒中、血行再建術施行、入院を要する不安定狭心症、心血管死）、腎機能障害、アスピリン喘息は発症すると重篤となり得ます。また、いくつかの薬物相互作用にも注意を払う必要があります。これらを網羅した留意すべき副作用出現の危険因子と薬物相互作用に関するチェックリストを下の表にまとめました。

▇ NSAIDs使用の際に留意すべき副作用出現の危険因子と薬物相互作用（チェックリスト）[61]

	消化管障害	心血管イベント	腎機能障害	喘　息	薬物相互作用
既往歴および合併疾患	●潰瘍の既往（特に出血の既往） ●重篤な全身性疾患（心・肺・肝） ●*H. pylori*感染	●心血管イベントの既往 ●高血圧 ●糖尿病 ●慢性腎臓病 ●末梢血管障害	●高血圧 ●うっ血性心不全 ●腎不全	●喘息の既往（特にアスピリン喘息）	
他剤の使用	●糖質ステロイド ●アスピリンを代表とする抗血栓（凝固）薬 ●ビスフォスフォネート製剤		●利尿剤 ●ARB・ACE阻害薬		●ワルファリン ●ジゴキシン ●ニューキノロン系抗菌薬 ●メトトレキサート
生活習慣	●喫煙 ●飲酒	●喫煙			
徴候および症状	●ディスペプシア				

松平浩，竹下克志．そうだったのか！腰痛診療 エキスパートの診かた・考えかた・治しかた．南江堂．2017. pp112[61]

●表内の赤字は、高齢者で多くみられる項目であり、高齢であることが複数の副作用等発生の最も重要な危険因子になっていることは想像に難くありませんが、例えば、消化管障害のリスクは、50歳未満と比べ、60代は2.4倍、70代は4.5倍、80歳以上では9.2倍と、有意にリスクが増加するという知見があります[62]。

●脳や冠動脈の血管が詰まることを予防する目的で、低用量アスピリンがよく用いられます。リスクが高くジピリダモール、ワルファリン、クロピドグレルといったお薬も併用して服用していると、アスピリン単独服用者よりもさらに上部消化管出血のリスクは増加します[63]。

> リスクを勘案し、COX-2阻害薬（セレコキシブなど）やアセトアミノフェンを1回十分量を短期的に使用する、坐骨神経痛といった神経痛が主因の場合は神経障害性疼痛に有用なプレガバリンかミロガバリン、あるいはデュロキセチンやトラマドール製剤を活用するといった<u>NSAIDsに頼り過ぎない</u>お薬の使い方を、特に慢性痛では考慮しましょう。また薬物療法は、あくまでも腰自体の不具合に対する適切な生活・体操指導と安心感を与えて脳機能の不具合を生じさせない診療スタイルに追加する、補助的な位置付けとするほうが望ましいでしょう。

Q14 安静は本当によくないの?

A. 予防、治療の両面から、今や世界的に「安静」は勧められていません。"Stay Active"が基本です。

「痛みがあったら安静にすべきではないの?」「なんで安静にすることが逆効果なの?」と疑問を感じる方も多いでしょう。

しかし、「安静のし過ぎ」は**恐怖回避思考**〔➡P9〕をもたらし、非特異的腰痛の予後に悪影響を与えることがあります。腰痛があるからと体を動かさないようになりがちで、活動性が低くなります。その結果、脊椎のスムーズな動きは失われ、脊椎や背筋を含む運動器の拘直化(柔軟性のない、新たな小外傷を生じやすい組織の状態)をもたらしやすく、かえって体の痛みが生じたり腰痛が再発・悪化したりということが多くなると考えます(**腰自体の不具合の助長**)。そうなると、「将来、さらに腰痛が悪化するのではないか。もう治らないのではないか」という不安感につながり、このことが心理的ストレスにもなるため、腰痛はなかなか改善の方向にいきづらくなります(**脳機能の不具合の助長**)。つまり安静のし過ぎは腰自体と脳機能の不具合の両者とも強化してしまいます。

▊非特異的腰痛に影響を及ぼす「情報と思考」

痛みの体験

脅迫的な情報 → 痛みへの恐怖・不安による回避行動

適切な情報 → 不安がなく痛みと向き合う "Stay Active"

再発 慢性化

さらなる腰(運動器)自体と脳機能の不具合

軽快・回復

再発の恐怖や、画像検査の結果に対するネガティブなイメージによる過剰な安静は、再発・慢性化の原因に…

オーストラリアで行われた世界的に有名な研究[64][65]を1つ紹介しておきましょう。オーストラリアのビクトリア州では、腰痛患者を減らす目的で勤労者を含む住民に、「痛みがあっても、活動的な生活や仕事を続け、安静や活動障害を最小限にすべき」と訴え、医師にも指導を求めるキャンペーンを実施しました。医師に対しては不必要な検査や治療を避けることを推奨したのです。その結果、人々の意識が改善され、腰痛があっても動ける範囲で仕事や日常生活をする人が増えました。加えて、腰痛を理由にした傷害保険請求が15%以上減少しました。

Q15 安静がよくないのは、「ぎっくり腰」についてもいえるのでしょうか？

A. 「安静にする意識が強い」と再発しやすいというデータを得ています。

　急性〜亜急性腰痛に対する治療（指導）として、今世紀に入り各国の腰痛診療ガイドライン[66]において「安静」ではなく、「普段の活動を維持することを指導」するよう明記されるようになったものの、職場などで、重い荷物を持ったことなど明らかなきっかけで起こった**「ぎっくり腰」**に対しては、産業衛生的には**「災害性腰痛」**[※]に分類されることが多いため、医師も職場側も安静を指示したくなるものです。

　そこで私たちは「安静を指導された人」と「痛みの範囲内での活動を指導された人」の翌年の「ぎっくり腰」の再発率を検討してみました（**JOB Study**〔➡P5〕でのサブ解析）。ここでは「ぎっくり腰」を「明らかなきっかけがあった急性の非特異的腰痛」と定義しました。

　その上で、過去1年間に「ぎっくり腰」を起こした人のうち、医療施設を受診した53.2％を対象に、医療機関に「腰痛が治るまでできるだけ安静を保つように指導された」と回答した68名と、「痛みの範囲内で活動してよいと助言された」と回答した32名を抽出、それぞれの翌年の「ぎっくり腰」の再発状況を検討しました。

　その結果、安静を指導された群のほうが活動してよいと指導された群の3倍以上（性・年齢および以前のぎっくり腰経験の有無、作業形態、ベースラインでの腰痛の程度（支障度）で調整したオッズ比：3.6倍）「ぎっくり腰」を再発するリスクが高く、慢性化する傾向もあることが確認されました[67]。

※**災害性腰痛**：主に労災認定の際に用いる業務上腰痛としての用語。職場で作業中に生じた「ぎっくり腰」を主とする負傷などによる腰痛を指す。

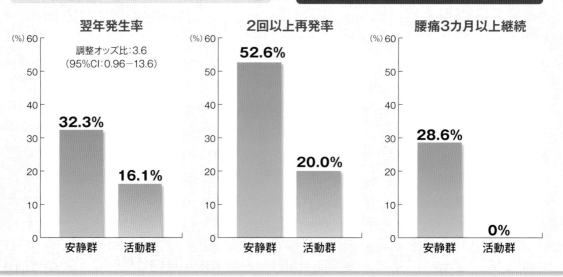

█非特異的急性腰痛に対する活動維持指導の効果

ぎっくり腰で医療施設を受診した際に、安静を指導された人（安静群）と痛みの範囲内での活動を指導された人（活動群）の翌年のぎっくり腰の再発状況を検討

安静群のほうが、翌年にぎっくり腰を再発するリスクが3倍以上高い結果

痛みの範囲内で活動することを指導したほうが望ましいことを示唆

翌年発生率
調整オッズ比：3.6
（95%CI：0.96−13.6）
- 安静群　32.3%
- 活動群　16.1%

2回以上再発率
- 安静群　52.6%
- 活動群　20.0%

腰痛3カ月以上継続
- 安静群　28.6%
- 活動群　0%

Matsudaira K, et al. Ind Health 49, 2011[67]

川柳 腰痛　腰かばう　行為が再発　引き起こす

Q16 電気治療やマッサージは、推奨できますか？

A. 受動的な治療は、全般的に推奨はされていません。
受け身の治療が漫然と行われ続けることはお勧めできません。

本邦の腰痛診療ガイドライン[23]では、最も研究がされている標準的な電気治療である経皮的電気神経刺激（TENS）を推奨する十分なエビデンスはないと記載されています。マッサージについては、短期的な治療効果が得られる可能性はあるが、QOLや休業期間の短縮等については不明であり、**推奨なし**となっています。

また、慢性疼痛診療ガイドライン[24]においては、慢性腰痛および慢性頚部痛、変形性膝関節症を対象に、物理療法の効果をメタ分析した結果、TENS、治療的超音波療法、低出力レーザー療法は、疑似治療を含む無治療と比べて短期的な鎮痛効果と生活機能の改善はありましたが、包括的なQOLの向上は認められませんでした。なお、これらの結果を示すエビデンスの質は低く、その解釈には注意を要し、結果的には**推奨なし**と判断されました。さらに、物理療法は受動的（inactive/hands-on）な治療法であるため、慢性疼痛患者の不活動や治療への依存を助長することが懸念され、物理療法を行う場合は、あくまでも能動的な運動療法の補助的治療として実施することが望ましいと記載されました。

推奨なしの判定は、徒手療法にもいえることです。私自身、徒手療法を行っており、ときに劇的な効果をもたらし、患者さんにたいへん感謝されることも事実です。また、電気治療やマッサージは、気持ちよく、そのときは脳内からポジティブな神経伝達物質が分泌されると思われます。ですので、多くの方が、腰痛になると接骨院や整体、マッサージへ行く気持ちはよくわかります。一方、これらの受動的な治療が漫然と継続してしまうと、腰痛管理に最も重要といっても過言ではない「**セルフマネジメント力（自己管理能力）**」をそぐことにつながることが危惧されます。

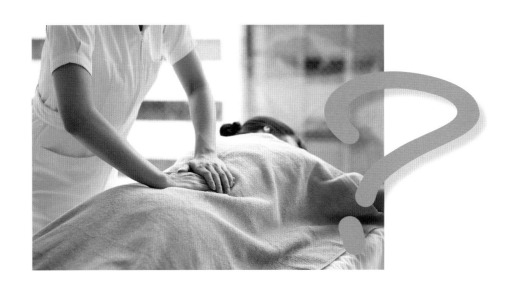

腰痛川柳

腰痛は　動いて治せが　新常識
セルフケア　まずはこれだけ　体操を

Q17 腰痛予防のエビデンスは?

A. エクササイズ習慣が最も重要であり、それに教育を組み合わせることが有用です。教育単独や人間工学的な調整、腰痛保護ベルト（腰ベルト）に、再発を主とする予防のエビデンスはありません。

2016年、JAMAという世界的に権威のある医学雑誌に報告されたシステマティックレビュー/メタ分析によると、教育とエクササイズのコンビネーションが腰痛の再発予防に最も有用であり、エクササイズ単独も有用、その他には統計学的に有用なものはないことが報告されました[68]。

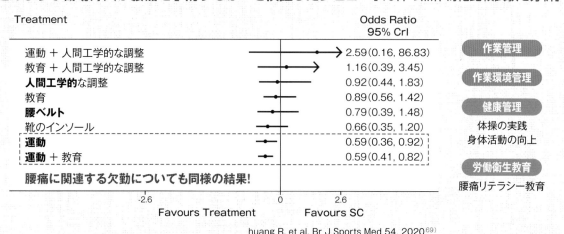

腰痛予防のエビデンス［21件の無作為化比較試験を分析］

エクササイズ　　教育

エクササイズと教育のコンビネーションが
腰痛の発症（主に再発）リスク減少に最も有用

Steffens D, et al. JAMA Intern Med 176, 2016[68]

40件のランダム化比較試験を分析した2020年のメタ分析でも、基本的に同様の結果であり、欠勤予防にも有用なことが報告されました[69]。このことは、単に伝統的に行われがちな人間工学的な教育や、安全衛生委員会での"腰ベルト"の推奨は、evidence-besedではないことを私たちに提示してくれています。さらにいえば、本邦においても「作業管理」「作業環境管理」のみに偏りがちであった職場の腰痛対策を、見直す時期に来ていると考えます。つまり、エクササイズと教育のコンビネーションを基軸としたニューコンセプト[70]の腰痛対策が求められます。

どのような職場介入が腰痛を予防するか?を検証したレビュー［40件の無作為化比較試験を分析］

Treatment	Odds Ratio 95% CrI	
運動 ＋ 人間工学的な調整	2.59 (0.16, 86.83)	作業管理
教育 ＋ 人間工学的な調整	1.16 (0.39, 3.45)	
人間工学的な調整	0.92 (0.44, 1.83)	作業環境管理
教育	0.89 (0.56, 1.42)	
腰ベルト	0.79 (0.39, 1.48)	健康管理
靴のインソール	0.66 (0.35, 1.20)	体操の実践 身体活動の向上
運動	0.59 (0.36, 0.92)	
運動 ＋ 教育	0.59 (0.41, 0.82)	労働衛生教育

腰痛に関連する欠勤についても同様の結果!

腰痛リテラシー教育

Favours Treatment　　　Favours SC

huang R, et al. Br J Sports Med 54, 2020[69]

労働者の腰痛予防に関する学際的診療ガイドラインのエビデンスレベル

予防方法	エビデンス	
労働者		
持ち上げ姿勢・動作を最適化するトレーニング・助言	A	効果なし
就職前の医学的検査	A	効果なし
腰ベルト	A	効果なし
持ち上げ補助機器	C	効果あり
作業		
徒手による持ち上げの負担を取り除く手段		
患者に対するリフトの使用	A	効果あり
物に対するリフトの使用	C	効果あり
生産・製造工程を変える	C	効果あり
持ち上げる環境を変える		
対象物の重さを調節する	C	効果なし
垂直方向への持ち上げる距離を減らす	B	効果あり
水平方向への持ち上げる距離や摩擦を減らす	A	効果あり
患者との接触方法	C	効果あり
組織の要因		
持ち上げるチームを構成する	B	効果あり
チームで持ち上げる	C	効果あり
持ち上げ回数の調整	D	効果あり

A:strong　B:moderate　C:limited　D:consensus

Kuijer PP, et al. Ann Occup Environ Med; 26: 16, 2014[71]より引用、一部改変

　労働者を対象とした「エクササイズ」を含まない、作業管理、作業環境管理に関連する項目に注目したエビデンスを提示した論文があります。これによると、「腰ベルト」は効果なしでエビデンスレベルが高く、加えて、「持ち上げ姿勢・動作を最適化するトレーニング・助言」、言い換えれば「労働衛生教育」単独では、残念ながら効果が出ないことが示されています。「就職前の医学的検査」、つまり、現状の「腰痛検診」も役立たないと認識したほうがよいでしょう。

　一方、持ち上げる環境に関しては、「**水平方向への持ち上げ距離や摩擦を減らす**」ことは効果としてエビデンスレベルが高く、「**垂直方向への持ち上げる距離を減らす**」ことも中等度のエビデンスレベルがありますので、これら2つは、ご自身の会社でどのような工夫ができるかを考え、実践する必要があります。介護・看護の現場を例にとると、前者はスライディングボードやスライディングシートの使用、後者では自身にフィットする高さへのベッドの昇降による調整が挙げられます。さらに、介護・看護の現場では、「患者に対するリフトの使用」は強いエビデンスがあり、「持ち上げるチームを構成する」ことが中等度のエビデンスがあると報告されています（➡P58、59）。

好事例

改善前　改善後

● 有限会社あじさい薬局 北本町店

・段ボールに梱包された重い医薬品（例：栄養剤）の搬入を一貫して平台車を使用するようにした。

➡「水平方向への持ち上げる距離を減らす」ことにつなげました。

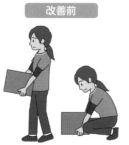

床から薬剤を持ち上げ運んでいた

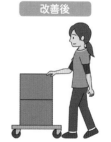

平台車を使用するようになった

● 株式会社ベルク ベスタ狭山店

・レジ台天板の素材を滑りやすいPET板の「**スライダーシート**」に変更したことで、買物かごを持ち上げずにスライドさせて移動するようにした。

➡「水平方向への持ち上げる摩擦を減らす」ことにより、「垂直方向への持ち上げる距離を減らす」ことにつなげました。

令和4年度厚生労働省委託事業 腰痛を防ぐ 職場の事例集 から引用

Q18 腰ベルトは、役に立たないということですか?

A. 腰痛予防、および慢性腰痛の治療としては、推奨できません。一方、急性腰痛に有用なこともありますが、習慣的に装着しないよう指導することが必要です。

　医学的な知見からは長期にわたって使うメリットはほとんどないといわれています。痛みに対する不安や恐怖から腰ベルトやコルセットを習慣的に使うことは、かえって体幹の筋力を低下させます。また、前述したように、そういった不安や恐怖から過度に腰をかばう生活のほうが腰痛を慢性化させるリスクが高まります〔➡P9〕。実際、海外のガイドラインでは以前より推奨されていませんでしたが[71]、日本の腰痛診療ガイドラインでも「コルセットは腰痛に対する直接的な予防効果はない」と記載されました[23]。

　治療においても、ごく限られたエビデンスしかなく、「慢性腰痛治療に益をもたらさず、皮膚病変、胃腸障害、高血圧、頻脈、および筋肉組織への悪影響といった有害事象を生じる可能性もある[23]」と、本邦の腰痛診療ガイドラインにおいて記載されました。慢性疼痛診療ガイドラインでは、「腰痛や生活機能の改善に関して、腰部固定帯と他のアクティブな治療法を比較すると有意差はない。また、労働者および職場での腰痛予防措置として腰部固定帯はトレーニングなどと比較して効果的ではなく、短期および長期にわたる腰痛のエピソードや病欠防止に関しても、腰部固定帯の有効性はみられない」とし、**推奨なし**の判定でした[24]。

　私の使い方ですが、いわゆる"ぎっくり腰"の直後で、特に前屈がつらく椎間板性の腰痛と判断できた場合に、「ぎっくり腰体操」〔➡P61〕を試したうえで、腹圧を上げる目的にて腰ベルトを装着し、痛みの軽減を実感できるときには数日間の装着を許可します。一方、習慣的に装着しないよう、前述した理由を説明したうえで注意喚起もします。

　また、4週以上持続する腰痛で、Modic type 1やHIZ〔➡P7下図〕がその原因であると判断できた場合は、腰痛が自制内に改善するまで許可しますが、そのような症例は決して多くはありません。一方、骨粗鬆症〔➡P73〕に伴う椎体骨折、あるいは感染や腫瘍が原因〔➡P8〕であることが疑わしい場合は、必ず装着を促します。

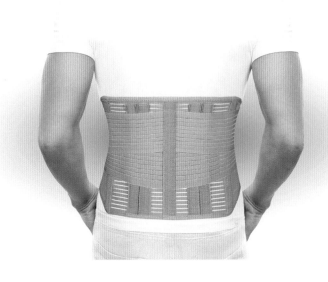

気をつけたい「くしゃみ」と「せき」

くしゃみやせきに伴う腰痛は、動作に関連するメカニカルな腰痛であることの指標の1つであり[73]、「ぎっくり腰」や「椎間板ヘルニア」を引き起こす誘因となることは経験的にも知られています。くしゃみやせきによって瞬間的に腰へ大きな負担がかかることがその理由です。このようなことにならないために、くしゃみやせきをするときの姿勢には注意が必要です。上体を後ろに反らせ気味にすること、また、可能であれば立っているときは壁や机に手をつく、座っている場合は机や自分の膝に片手をつく、といった体勢をとりましょう。

　私たちはこのことを実験で検証しました。被験者（成人男性）12人を対象に姿勢の違いによって椎間板へかかる負担がどうなるかを計測したところ、無防備な姿勢でくしゃみをする場合に腰部負担（椎間板圧縮力）は大きく、**「まっすぐな姿勢を維持する」**あるいは**「机に手をつく」**状態で負担がかなり軽減されることが確認できたのです[74]。

＊くしゃみの誘発には「こより」を使用しています。

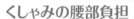
くしゃみの腰部負担

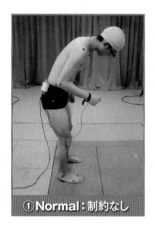
①**Normal**：制約なし

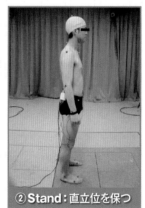
②**Stand**：直立位を保つ

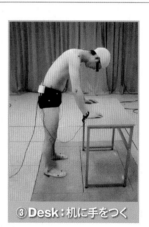
③**Desk**：机に手をつく

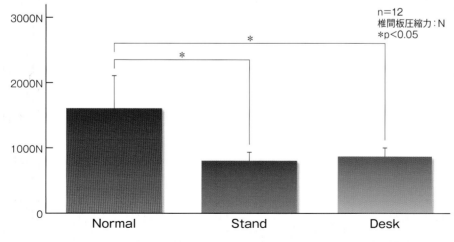

n=12
椎間板圧縮力：N
*p<0.05

Hasegawa T, et al, Gait Posture 40, 2014[74]

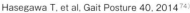

腰痛ケア.COM
せき・くしゃみの仕方

美ポジ®を目指そう!

　無駄な筋緊張を伴わない、言い換えれば心身のバランスが絶妙な姿勢をBeautiful body balance position（美ポジ）[75]と呼ぶようにしています。次頁の図を見ながら、以下の順に脳と身体に問いかけながら、椅子での座位と立位それぞれで美ポジを目指してみてください。

- ⚫ 足の裏に体重を預けるイメージを持つ。座位では、椅子の座面に接地している殿部（坐骨）も勘案し、足の裏と坐骨に体重を預けることを意識する（足底と坐骨で土台を作って、その上に上半身が載っているイメージ）。
- ⚫ 頭頂部を上から糸でつられているイメージを持つ。
- ⚫ 腰を反り過ぎない。骨盤（仙腸関節）を軽く引き締めるイメージを持つ＊。特にハイヒールを履いている立位では、強く意識する。
- ⚫ 息を吐きながら肩の力を抜く。肩は後ろに引き過ぎない。

　いかがですか？ かえってストレスに感じる方もおられるのではないかと想像します。つまり、美ポジの習得は簡単なことではありません。一定期間、真摯に訓練する必要があると考えます。よって、日常は不良姿勢になってしまうことを前提として、P53で紹介する「これだけ体操」の習慣化を第一の習得目標とされてください。デスクワーク中では、おそらく気づいたら猫背になっていることが多いでしょうから、立たなくても時々ほどよく反らすことを習慣化するとよいでしょう。長時間座るときの今日からできる工夫としては、背もたれや殿部の下にクッションやタオルを入れ〔➡P33〕、自分が快適だと感じる位置やタオルなどの厚さ具合を探求してみることがあります。

　美ポジを確実に体感できる機器があります。**トランクソリューション®（TS）**という体幹訓練機器ですが、職場にて無作為に分けられた腰痛保有者10名ずつに対し、週2回だけ10分（4週）快適歩行をTSの装着の有無でアウトカムを比較したところ、TS装着群のほうが、有意に腰痛が軽減し、かつプレゼンティーズムが改善しました（第29回日本産業衛生学会全国協議会で発表）。

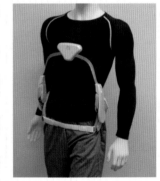

トランクソリューション®（TS）

─── COLUMN ───

就寝時の姿勢は?

　伝統的に、腰痛には硬いマットレスがよい！と聞いたことがありませんか？

　しかし、「硬過ぎるとかえってよくない」という報告[76]があります。また、柔らか過ぎると腰が沈み込んで腰椎の後弯が強まります〔右図参照〕。硬過ぎず柔らか過ぎない自分にとって快適なマットレスを選びましょう。

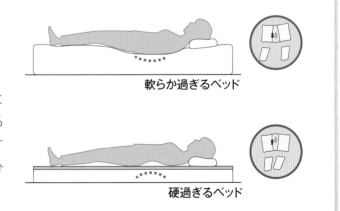

軟らか過ぎるベッド

硬過ぎるベッド

立位での不適切な姿勢と美ポジ[75]

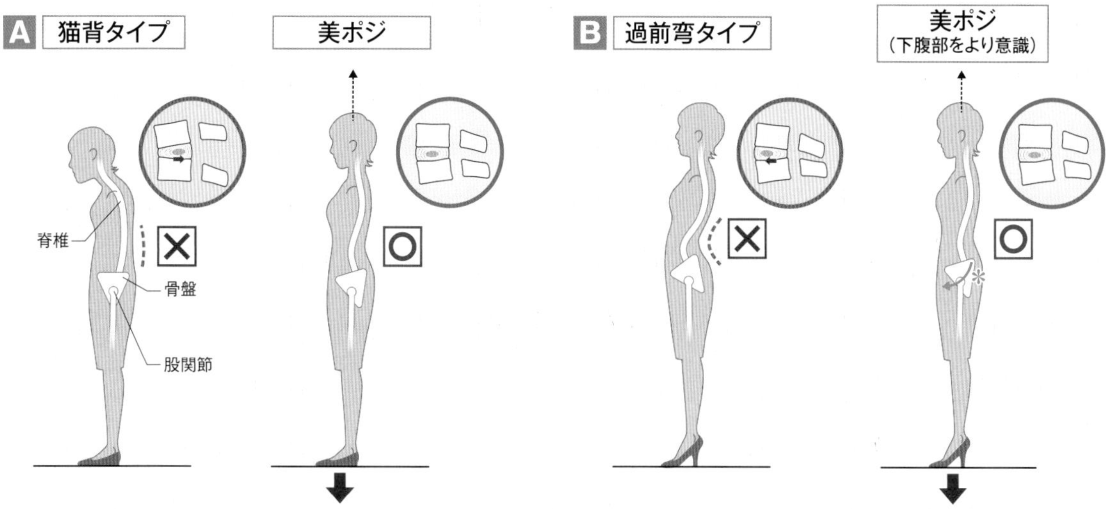

A 猫背タイプ　　美ポジ

脊椎
骨盤
股関節

B 過前弯タイプ　　美ポジ（下腹部をより意識）

椅子座位での工夫[75]

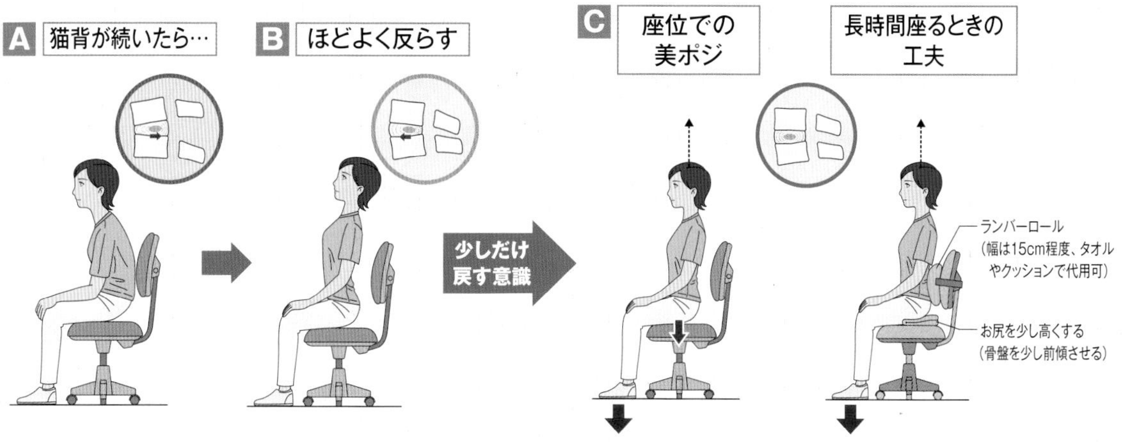

A 猫背が続いたら…　　B ほどよく反らす

少しだけ戻す意識

C 座位での美ポジ　　長時間座るときの工夫

ランバーロール（幅は15cm程度、タオルやクッションで代用可）

お尻を少し高くする（骨盤を少し前傾させる）

COLUMN

アレクサンダー・テクニーク：Alexander Technique（AT）をご存じですか？

　美ポジの習得は難しく、真摯に訓練する必要があると述べましたが、その具体的な方法論の1つとして、アレクサンダー・テクニーク（AT）があります。ATは、オーストラリア出身の舞台俳優、フレデリック・マサイアス・アレクサンダーが発見し方法論化したものですが、私がお世話になっていたAT教師の青木紀和氏の解釈では、「自身を支えたり、様々な行為を行う際に、①過剰な筋緊張を起こしたり、②負荷のかかる姿勢になるように、自動的に反応していることに気づき、これを是正する"身体の使い方"の方法論のこと」と定義されるものです。欧米では、クラシック演奏者や声楽歌手、俳優、ダンサーといった人たちのステージパフォーマンスに取り入れられ、米国ジュリアード音楽院や英国王立演劇学校等ではATを教育カリキュラムに取り入れています。さらに英国では、サウサンプトン大学のPaul Little教授らによって、大規模な1年追跡の無作為化比較試験によりATは慢性あるいは再発性の腰痛患者にとって有益な手段であることが、2008年に公表[77]されたため、英国では腰痛管理の手段としても注目されました。

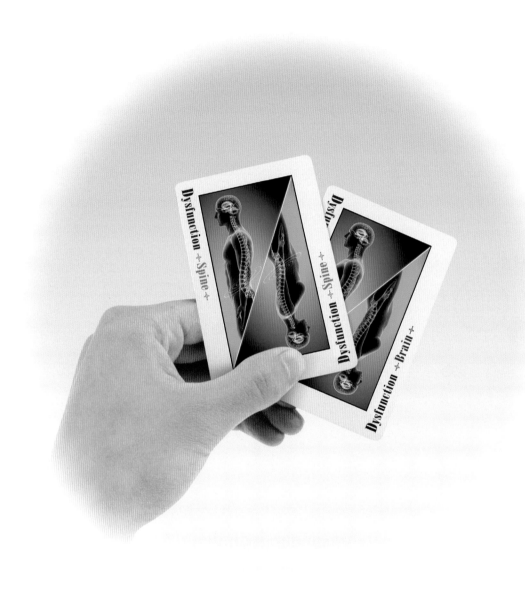

2

職場・職場外の腰痛要因と対策

産業保健スタッフのための「新腰痛モデル」を開発！

私たちは、令和3年度厚生労働科学研究 慢性の痛み政策研究事業「慢性の痛み患者への就労支援／仕事と治療の両立支援および労働生産性の向上に寄与するマニュアルの開発と普及・啓発」（研究代表者：松平浩）[78]において、米国国立労働安全衛生研究所（NIOSH）の職業性ストレスモデルを参考に、本邦でのリスク因子と関連診療ガイドライン等を勘案した新腰痛モデル案[79]を、株式会社産業保健コンサルティングアルク代表の産業医・梶木繁之先生の発案により開発しました（第32回日本産業衛生学会全国協議会で発表）。

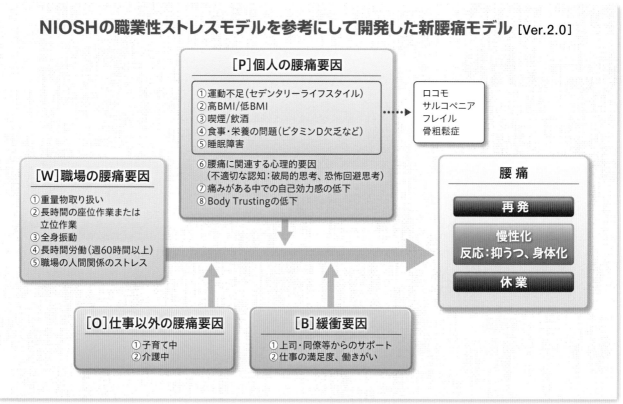

NIOSHの職業性ストレスモデルを参考にして開発した新腰痛モデル [Ver.2.0]

松平浩、川又華代、吉本隆彦、梶木繁之 作成

COLUMN

[P]-⑧Body Trustingの低下

近年、「Body Trusting（身体への信頼性）」という新たな要因が、腰痛をはじめとする慢性疼痛がある人の仕事のパフォーマンスに影響することが報告されています[80]。少し抽象的な設問ですが、下の点数の平均が3点未満である場合は、Body Trustingを養うために、**マインドフルネス**〔➡P35〜36〕の実践およびその習慣化を促してみましょう。

なお、マインドフルネスに基づく心理的介入を受けた群では、通常治療等の対照群と比較し、慢性痛の患者の痛みの強さ、抑うつ、QOLの改善効果が、小さいながらも統計学的に有意であることが報告されています[81]。

■**内受容感覚への気づきの多次元的アセスメント**
Multidimensional Assessment of Interoceptive Awareness：**MAIA** 〜下位尺度 **BodyTrusting**〜

あなたご自身の「身体への信頼性」に関する質問です。下記に文章があります。日常生活において、それぞれの文章がどのくらいあなたに当てはまるかを示してください。それぞれ、当てはまるものひとつに〇をつけてください。

	全くない					いつもある
自分の体の中に居心地の良さが感じられる	0	1	2	3	4	5
安心感を自分の身体で感じられる	0	1	2	3	4	5
自分の身体感覚を信じている	0	1	2	3	4	5

日本語版作成：庄子雅保ほか, 2014

腰痛は多要因であり、作業や仕事と関連（**職場の腰痛要因【Work：W】**）以外としては、運動不足や喫煙などの生活習慣に加え、腰痛に関連する心理的要因（破局的思考や恐怖回避思考）といった複数の**個人的要因【Personal：P】**とも関係します。

また、勤労者の腰痛対策としてはこれらの要因以外にも、育児や介護中といった**仕事以外の要因【Other：O】**、さらには周囲のサポートや仕事の満足度などの**緩衝要因【Buffer：B】**によって修飾されることがあります。

基本的に心配ない腰痛である非特異的腰痛は再発することが少なくありませんが、比較的短期間（通常せいぜい2～3週間、長くても3カ月以内）で改善します。

たいていは、通常の仕事に手助けなしで復帰していきますが、ときおり、症状が持続し長期にわたって日常生活や仕事に支障をきたすケースがあります。ですので、下図を参考に、まずは腰痛が生活や仕事に支障をきたしているかを確認し、支障をきたしている場合は産業保健スタッフの関与が望ましく、**Q28**〔➡P44〕のチェックリストを用いながら心配のいらない腰痛であるかを確認したうえで、本人にあった対策を提供するとよいでしょう。そんな際にご活用いただきたいのがこの**新腰痛モデル**です。

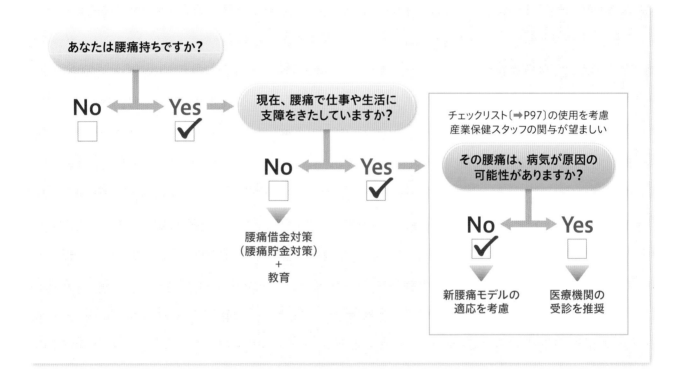

NIOSHの職業性ストレスモデルを活用し、職場のメンタルヘルス対策を行ってきたのと同様に、今後は**新腰痛モデル**を用いて社員に寄り添っていただければと思います。

なお、P30、40、44～48で紹介した、その後の指導に役立つ設問を、巻末資料（「**腰痛で仕事や生活に支障をきたしている方**」の状況確認アンケート➡P97）にまとめて提示しましたので、必要時、ご活用ください。

Q19 職場での腰痛の発生要因を整理して教えてください。

A. 重量物取り扱い、長時間の座位作業または立位作業に加え、全身振動が、古典的かつ代表的な要因です。一方、本邦の疫学研究から、長時間労働と職場の人間関係ストレスも、職場要因として無視できません。

[W]-①**重量物取り扱い**〔➡P60〕対策としては、P23、52参照

[W]-②**長時間の座位作業または立位作業**

　職場における腰痛予防対策指針によると、長時間の立ち作業や座り作業は腰痛の発生要因として挙げられています。作業台やデスク、椅子を適切な高さに調節することを徹底したうえで〔➡P33〕、こまめに姿勢を変えることが必要です。

　また、座りっぱなしによる健康リスクも高まることから、少なくとも1時間に1回は立ち上がる**ブレイク**〔➡P40〕を助言しましょう。その際には**これだけ体操**〔➡P53〕を1回実施することを心がけるとよいでしょう。

[W]-③**運転などの振動作業**

　職場における腰痛予防対策指針でも、建設現場を含む運転作業者の全身振動が腰痛の発生要因の1つとして挙げられています。対策としては、少なくとも以下の①～③が挙げられます。

　①背もたれの角度が調整可能であること
　②クッションの使用（薄いクッションを複数重ねる）　┐─深く座り、背もたれ全体を活用する
　③連続運転時間は4時間を超えないこと

[W]-④**長時間労働（週60時間以上）**

　私たちは、勤労者の仕事に支障をきたす腰痛に影響しうる新規発生要因として労働時間が週60時間以上を挙げています[12]。また、長時間労働は、腰痛だけでなく疲労や心身の不調を招き、脳・心臓疾患などの深刻な健康障害の発症リスクを増加させます。近年、長時間労働は徐々に改善されつつありますが、今後、さらに多くの業種で長時間労働が解消されることが望まれます。

[W]-⑤**職場の人間関係のストレス**

　職場の人間関係のストレスが強いことも腰痛の新規発生リスク要因です[11]。

　これについての対策は後述します〔➡P34～36〕。

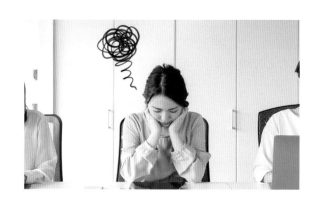

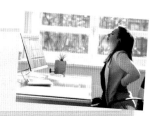

Q20 デスクワークに対する留意点を教えてください。

A. "腰痛借金"がたまる骨盤後傾になりにくくする工夫が必要です。また、顔が前のめりとなり肘の角度が直角になると、僧帽筋の緊張が強まり「肩こり」につながります。長身の人ほど個々に合ったデスクと椅子の高さに調整することが重要です。

デスクワーク時に、適切な姿勢を保つことは至難の業といっても過言でないでしょう。せめて開始時に、以下にある5つのチェックポイントを確認するよう指導するとよいでしょう。"腰痛借金"が溜まる骨盤後傾になりにくくする工夫としては、**骨盤前傾サポート**および**腰椎前弯サポート**があります。また、特に身長が高い人は、外付け画面台等を活用し、前かがみでの作業にならないよう積極的に指導しましょう。

腰痛借金がたまる姿勢
〔➡P51〕

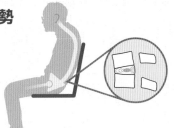

顔が "前のめり" "下向き" は肩こり借金もたまる!〔➡Q74〕

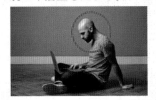

パソコン作業の姿勢

❶ 40cm以上距離を空けましょう。目線が下がり過ぎたり顔が前へ出ると肩こりが強まります。

❷ 肘は直角以上(120°くらい)。肘置きがあるとよりよいでしょう。

❸ 背もたれは、上体の体重の6割をカットし、腰部負担が減ります。

❺ 足元に荷物があると椅子をきちんと引けず、背もたれが活用されなかったり、足を後ろに引く姿勢になるため十分なスペースを確保しましょう。

❹ 座面の高さは、足裏がしっかりつき、膝が90°程度になるようにセットしましょう。膝裏が座面で圧迫されていないようにしましょう。

「腰痛借金」をためないための工夫

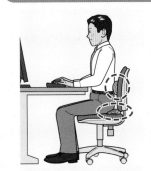

折り畳んだタオルやクッションを座面に敷いたり(**骨盤前傾サポート**)、背中と背もたれとの間に挟んだりして、腰椎が適切な前弯になるように調整する(**腰椎前弯サポート**)。

立位作業時の工夫

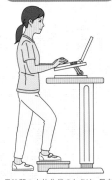

長時間の立位作業のときは、足を低い台の上に、左右交互にのせて行うとよいでしょう(背筋の緊張を減らす効果)。

5つのチェックポイント ➡
- ❶PC画面までの視距離と目線
- ❷肘の角度
- ❸背もたれの活用
- ❹座面の高さ・奥行
- ❺足元整理、椅子を引く

ノートPCでは画面への視線が低くなりがちです。そのため前傾姿勢になります。その対策として、外付け画面や台などを使用するとよいでしょう。

そして、それ以上に重要なポイントとして、**ブレイク**(座位作業の中断)の推奨が挙げられます。30分に1回のブレイク導入(ブレイクサーティー)が理想的ですが、現実的ではないため、私は1時間に1回立って、最低限として**これだけ体操**〔➡P53〕を1回行う**"ブレイク1H"**習慣〔➡P40〕をお勧めしています。

Q21 心理社会的要因への基本的な対処法について教えてください。

A. まずは、仕事に関連する心理社会的要因を「仕事そのもの」「人間関係」「組織内の役割」「組織の構造・風土」「キャリア」に分けて分析し、解決策を導く作業に寄り添います。個人の対処法としては、プチ・マインドフルネスがあります。

　仕事に関連する心理社会的要因で悩んでいる社員に対しては、以下にあるように要因を分けて分析し、解決策を導く作業に寄り添うことから始めましょう。

職場にみられるストレスの要因		ストレスに対応するための「小さな目標」の立て方の例
仕事そのもの	やることが多すぎていっぱいいっぱい	仕事をリストアップし、やるべきことの優先順位をつけ、終業時には確認のチェックをつける
人間関係	上司と合わない、ついていけない	上司の役割や上司の好きな部分、尊敬できるところをあえて書き出してみる
組織内の役割	能力以上の役割が要求されている	苦手な仕事を書き出し、なぜ苦手なのか、その要因を具体的に探す
	自分の役割がはっきりしない	やってきたこと、これからやるべきことを書き出し、上司に確認する
組織の構造・風土	組織の方針仕組みに対する不満	組織や上司が求めているものは何か、自分なりに考えてみる。引き継ぎやミーティングでポジティブに質問し、自分の考えを述べる
	組織や上司の指導姿勢に対する不満	自己啓発の目標を具体的に設定する。職場内外で理想のモデルを探す
キャリア	将来に対する不安	自分が「できること」「やりたいこと」「役に立ちたいこと」を書き出し、3年後、5年後の自分のキャリアアップの理想像を具体的にイメージしてみる

人間関係がぎくしゃくし悩んでいるときは・・・

- 日記やノートにストレスの思いのたけを書きつづってみましょう。これをしばらく続けていると素直な気持ちで相手のことも自分のことも考えられるようになります。そうしたら相手への怒りや不安の感情を、**相手を思いやる気持ちや気遣う態度に**変換する努力をしてみましょう。
- 並行して、早めに**職場のメンタルケア相談窓口**に相談しましょう。

業務の負担感が強い、業務の方針について要望があるときは・・・

- 我慢し過ぎないで、早めに上司に相談しましょう。もし、いきなり上司には話しづらい場合は、気心の知れた同僚や職場以外の友人、家族などに相談し、自分を客観視してみて、より問題点をクリアにしたうえで上司に相談するのもよいでしょう。**コミュニケーション**をとらなければ解決策はみつかりません。

仕事にモチベーションが持てないときは・・・

- 漫然と業務をこなすよりも、無理のない範囲内でよいので常に目標を設定し、小さな達成感を積み重ねていくよう努めましょう。小さなことでも達成できたら、自分にご褒美をあげましょう。そうすることで、やりがいが増し、仕事に向き合いやすくなります。

日頃心がけて！

- 「おはよう」「ありがとう」「お疲れ様！」を笑顔でかけあうようにしましょう！

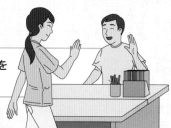

個人の対処法の代表に、呼吸瞑想などのマインドフルネスがあります。私たち人間の心というのは、「今この瞬間」にとどまることは少なく、いつも「過去」や「未来」に思いをはせているものです。例えば、慢性腰痛で悩んでいる人は、「いつまで痛みが続くのだろう」といったこの先への不安や、「痛みが出る前は〜ができていたのに」といった思考にとらわれ、**反すう（マインドワンダリング）状態**から抜け出せなくなることがあります。そこで、"自分の中で生じていることを観察し、そのままにする"、"過去や未来に注意が引っ張られたら、今この瞬間に戻る"トレーニングであるマインドフルネスが有用です。例えば、呼吸やこれだけ体操そのものに注意を向けて、そこで生じていることを実況中継します。つまり、マインドワンダリングな状態から離れて、"今この瞬間の体験にありのままに注意を向ける"ように促します。私は、**プチ・マインドフルネス**（飲むマインドフルネス、アーオーンー発声）を、負のマインドワンダリングに陥った際の、心のエクササイズとして主に提供しています。

▌呼吸瞑想の例 (以下に沿って呼吸瞑想を導くとき、録音してもらい、その活用を促してみる)

❶ 足を床につけ、可能であれば背筋を伸ばして座ります。目は閉じるか、1メートルほど先に視線を落とすか、好きなほうにします。手は手のひらを上に向けるようにして、太ももの上に置きます。

※椅子に座ることができない場合、横になって行う場合は、両脚を組まないようにして、左右の足の間を少しあけます。腕は体から少し離して体の横に置き、手のひらを上に向けるようにするとよいでしょう。

❷ 姿勢が整ったら、何度か深呼吸をして、体の力を抜いていきます。まずは一度、大きく鼻から息を吸い込んで、その後、口を軽くとがらせながら、細く、長く口から息を吐き出します。吐きながらおなかがへこんでいきます。吐ききったら、自然に鼻から吸って、息をおなかに入れてあげます。そしてまた、口から息を吐き出します。こうした呼吸を何度か繰り返して、呼吸のリズムをつかんでいきましょう。

❸ 呼吸のリズムがつかめてきたら、息を鼻から吸って、鼻から吐くように変えていきます。

❹ 今から、呼吸の感覚に注意を向けていきます。まずは、鼻から空気が出たり入ったりしている様子を観察します。鼻から出ていく空気のほうがわずかに暖かく、入ってくる空気は少し冷たいことに気づくでしょうか。

❺ 息を吸って吐くのに合わせて、肩が少し上がったり、下がったりしています。胸も、穏やかに動いています。その様子を観察します。

❻ 呼吸に合わせて、おなかも、静かに膨らんだり、へこんだりしています。もし、その感覚がつかみにくければ、おなかに手をあてて、何度か呼吸をしてみましょう。風船が膨らんだり、しぼんだりするように、息を吸うときにおなかが膨らみ、息を吐くときにおなかがへこむ感覚を、観察しましょう。

❼ 呼吸をコントロールしようとする必要はありません。ただ、自然に、呼吸を繰り返します。

❽ それでは、鼻からの空気の出し入れでも、おなかの動きでも結構です、今一番、呼吸を観察しやすい場所をみつけたら、そこの動きを観察していきます。

❾ そうしていると、注意が、呼吸からそれていることに気がつくかもしれません。人の心は、様々な体の感覚、考え、気持ち、未来や過去のこと、にそれていくものです。そのように、心がさまようのは、とても自然なことです。

❿ 最後にもう一度、呼吸を観察し、ご自身にねぎらいの言葉をかけ、両瞼をゆっくりと上げ終わります。

名古屋市立大学病院 いたみセンター 公認心理師 酒井美枝先生のご指導による

▌プチ・マインドフルネスの例

今、この瞬間を、心の中で実況中継

軽く目を閉じて、お茶やコーヒーなど、自分の好きな飲み物を飲みながら、飲み物の香りや味、のどごしを、実況中継のアナウンサーのように心の中で解説してみる（**飲むマインドフルネス**）。
その際、評価や判断をせず、ありのままに観察し、何かに気づいてもそのまま流すようにすることがポイント。

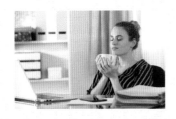

プチ・ボディースキャン

背筋を伸ばして軽く目を閉じ、鼻から息を吸ってゆっくり吐きながら、「アー」「オー」「ンー」と発声する。それぞれ胃、心臓、頭蓋骨の順に振動していることをイメージする。2〜3回繰り返してみる。

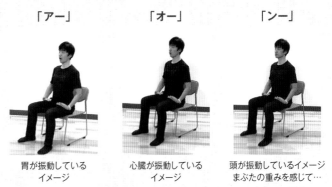

「アー」	「オー」	「ンー」
胃が振動している イメージ	心臓が振動している イメージ	頭が振動しているイメージ まぶたの重みを感じて…

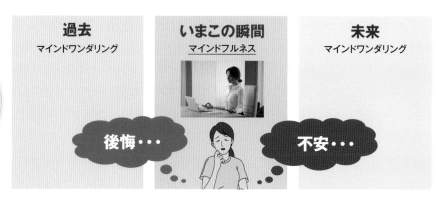

"過去や未来に
注意が引っ張られたら、
今この瞬間に戻る"
トレーニング

| 過去 | いまこの瞬間 | 未来 |
| マインドワンダリング | マインドフルネス | マインドワンダリング |

後悔・・・　　不安・・・

また、マインドフルネスとともに、ネガティブ思考に陥った自分を、別人格として一歩引いて眺めてみることもお勧めしています。専門的には、**脱フュージョン**と呼ばれますが、浮かんだ思考に、「～と考えた」「～と思った」と語尾につけてみると、自分の思考を客観的に一歩離れた感覚で観察するのに役立つ場合があります。

■ 脱フュージョンのイメージ

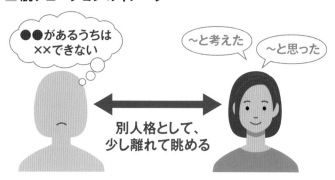

●●があるうちは
××できない

～と考えた　　～と思った

別人格として、
少し離れて眺める

▌**産業医による具体的な指導例** 超かんたんマインドフルネス 〜持続可能な健康資産づくり〜

▌マインドフルネスとは
「今、ここ」に意識を向け、それをあるままに感じる心のもち方のことです。
瞑想をベースにした**脳の休息法**であり、心理療法（認知行動療法）の手法のひとつとしても知られています。

▌マインドフルネスの可能性
体調や睡眠を整える効果、集中力や感情調整力のアップ、美容効果などが期待できます。コルチゾールというストレスホルモンの分泌を抑える、不安を感じる脳の領域の活動を調整する、脳の萎縮を抑えるなど、多数の研究結果《エビデンス》があります。

▌マインドフルネス基本編 〜まずは3分を目標に〜
① **基本姿勢をとる**
　椅子に座ります。背中を背もたれから離して、背筋を軽く伸ばします。おなかはゆったり、脚は組まないで目を閉じます。
② **身体の感覚「今、ここ」を意識**
　接触の感覚（足の裏と床、お尻と椅子）や、身体が地球に引っ張られる重力の感覚などを意識します。
③ **呼吸「今、ここ」を意識**
　鼻を通る空気、胸やおなかの動きを意識し、自然な鼻呼吸を行います。
④ **何か考えが浮かんだら**
　雑念が浮かんだことを客観的に認めて、注意を呼吸「今、ここ」に戻します。

▌マインドフルネス別バージョン編
行う時間を長めにしたり慣れてきたりすると、集中しにくくなり雑念が浮かびやすくなります。そこで、いくつかバリエーションを知っておくと、**いつも新鮮な気持ちでマインドフルネス**に臨めます。

▌歩行マインドフルネス
歩き方は自由です。手足の筋肉・関節の動き、地面と接触する感覚「今、ここ」に注意を向けて歩きます。

▌動きマインドフルネス
日常の動き（食事、家事、歯磨きなど）、ラジオ体操など、そのときの体の動きや感覚「今、ここ」に意識を向けます。

▌発声マインドフルネス
発声をして、そのとき生じた振動の感覚「今、ここ」を意識する方法です。

「アー」：胃が振動している感覚
「オー」：心臓が振動している感覚 ｝「今、ここ」
「ンー」：頭が振動している感覚

慣れてきますと、実際に声を出さなくても、発声するイメージだけで振動の感覚を意識できるようになります。

▌肩こり予防マインドフルネス
「今、ここ」
① あごを水平に引き胸を突き出す
② 肩甲骨をギューッと寄せる、③ ゆっくり腹式呼吸

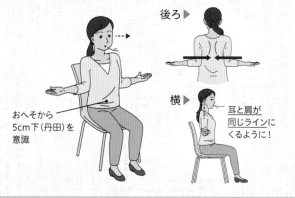

後ろ▶

横▶

おへそから
5cm下（丹田）を
意識

耳と肩が
同じラインに
くるように！

東京海上日動メディカルサービス株式会社 織田健司先生（産業医・精神科医）作成

Q22 職域での腰痛の代表的な緩衝要因には どのようなものがありますか？

A. 「上司等のソーシャルサポート」と「仕事の満足度、働きがい」が挙げられ、これらの欠如は、腰痛慢性化の危険因子です。

「上司からのサポート」や「仕事の満足度、働きがい」が腰痛への影響を緩衝する可能性が考えられるため、ストレスチェック後の集団分析などを活用しながら職場環境の改善などを行うことが望ましいでしょう。

[B]-①上司・同僚等からのサポート
- 積極的に報告や連絡、相談をすることで、自分から関わりを増やす。

[B]-②仕事の満足度、働きがい
- 職場の仲間から感謝されたことを思い出す。何かひとつでもよいので、新たな工夫を試みる。
- 組織や上司が求めているものは何か、自分なりに考えてみる。引き継ぎやミーティングでポジティブに質問し、自分の考え方を述べる。
- 自分が「できること」「やりたいこと」「役に立ちたいこと」を書き出し、3年後、5年後の自分のキャリアアップの理想像を描いて具体的にイメージしてみる。

職場環境の ポジティブアプローチ

ジョブクラフティング

"生産性向上と健康増進の両立を可能にするガイドライン"〔➡ P50〕では、「職場へのポジティブアプローチ」「ジョブクラフティング」などを推奨しています。

COLUMN

腰痛があっても仕事には支障をきたさない程度であったものが、 支障をきたす腰痛に悪化、慢性化したことの危険因子

P5で紹介したJOB studyにおいて、調査から1年後の時点で回答が得られた3,811人のデータをベースに、調査開始時から過去1年間で、腰痛の経験はあったものの仕事には支障がなかったという1,675人を抽出しました。このうち、調査開始後1年間で仕事に支障をきたす非特異的腰痛が3カ月以上続いていたのは2.6%の人たちでした。このグループについて解析し、何が腰痛の重症化、慢性化の危険因子となっているかを探りました。

多変量解析の結果、
「介護を含む重量物（20kg以上）の取り扱いに従事」
「前屈やひねり動作が頻繁」
に加え、
「仕事に対する満足度が低い」
「上司のサポート不足」
「日常生活や仕事に支障をきたした経験のある人が家族にいる」
「Somatization（めまいや頭痛、肩こり、胃腸の不調などがある）」〔➡ P11〕
以上の項目等が、重要な危険因子であることがわかりました。

松平浩ほか. 厚生の指標 59, 2012 [14]

Q23 仕事以外での腰痛の代表的な要因には どのようなものがありますか?

A. 仕事との両立支援が不可欠となりつつある 「子育て中」と「介護中」が挙げられます。

[O]-①子育て中

子育て中は赤ちゃんのケアに伴う無理な体勢や長時間の抱っこにより、腰に負担がかかりやすくなります。

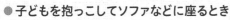

■ 腕や腰が痛くならないようにするための工夫

● 子どもを抱っこしてソファなどに座るとき
- 肘は肘掛にのせると楽です。
- 二つ折りにしたタオルなどをお尻の下に敷いて、骨盤を立てて座りましょう（**骨盤前傾サポート**）〔➡P33〕。

骨盤前傾サポート

● 子どもを抱きかかえるとき
- **ハリ胸プリけつ**〔➡P52〕を意識するとともに、わきを締め、手首をまっすぐに保って抱きかかえるようにします。
- 子どもをあやすときは、手首ではなく肘を支点に前腕を動かすようにします。

手首は固定

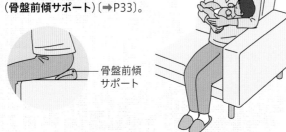
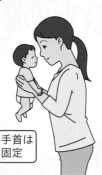

■ 指や腕まわりの疲れを感じたら

● 指のリフレッシュ

いつも曲げっぱなしの指を息を吐きながら反らしてリフレッシュしましょう。

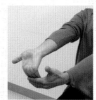
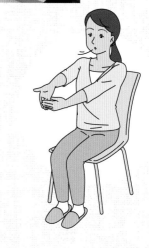

[O]-②介護中

介護・看護の現場では、車椅子に座っている人をベッドへ移動させるときなどに、介護者が腰を痛めないようにするために、**ボディメカニクス**という技術が取り入れられています。

自宅での介護は人力で対応せざるを得ない場合が少なくありませんので、基本的な移乗技術を習得しておくことが重要です〔➡P39〕。

介護中はどうしても前かがみの姿勢や動作が多くなりがちですので、ボディメカニクスのポイントは身に付けておくべきでしょう。**ハリ胸プリけつ**については、P51～52で解説します。

■ ボディメカニクスのポイント

| 1 | 両足を開く | 3 | 体の中心（おへそ）と持ち上げる対象を近づける（ハリ胸） |
| 2 | 重心を低く保つ（プリけつ） | 4 | 腕よりも体幹を使う |

■ボディメカニクスを取り入れた、車椅子からの移乗方法

移乗させる前の準備

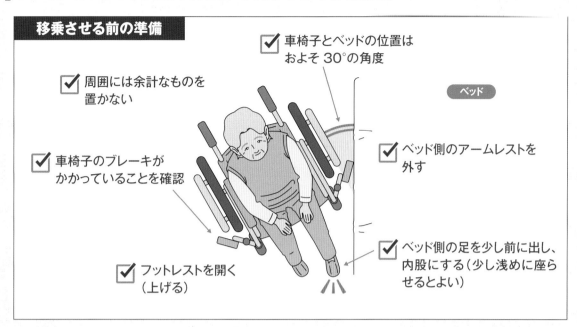

☑ 周囲には余計なものを置かない

☑ 車椅子のブレーキがかかっていることを確認

☑ フットレストを開く（上げる）

☑ 車椅子とベッドの位置はおよそ 30°の角度

ベッド

☑ ベッド側のアームレストを外す

☑ ベッド側の足を少し前に出し、内股にする（少し浅めに座らせるとよい）

---

1 膝をロック

対象者の膝（ベッド側）を両脚で挟み込んで固定する。
そうすることで、後のバランスがとりやすくなる。

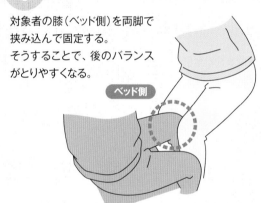

ベッド側

2 3点支持

対象者の両脇に手を入れ、肩甲骨の下側に添える。
対象者のベッド側の肩と自分の肩を接触させる。
肩と両手を三角形の頂点とし、3点固定とする。

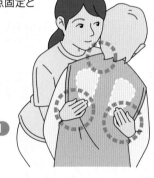

ベッド側

---

3 プリけつ引き寄せ

②回旋させ、ベッドに移す。

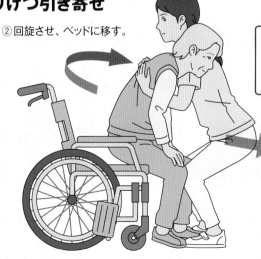

✕ 下から上へ持ち上げないこと。
介護者の腰への負担が大きくなってしまううえ、介護を受ける側も苦しい姿勢を長くとることになる。

①3点支持を保ったまま、プリけつ姿勢で対象者の体を引き寄せ、お尻を浮かせる。

松平 浩. "大介護時代"に備える! "ボディメカニクス"で腰痛対策. NHK きょうの健康テキスト. 2023. 4. pp4を引用改変
（大阪労災病院 治療就労両立支援センター 浅田史成 主任理学療法士の移乗法を参照）

Q24 腰痛と運動不足には、関係がありますか?

A. 腰痛診療ガイドラインでは、日常的な運動実施群と比べ、普段運動していない群では腰痛発症リスクが増大すると記載されています。

[P]-①運動不足（セデンタリーライフスタイル）

　活動的な日常生活と慢性腰痛の予防には弱いエビデンスが存在し、適度な運動を取り入れた健康的な生活習慣が推奨されます。ですので、運動不足は、介入しやすい腰痛の個人的要因といえます。以下の定義によると日本の成人の3人に1人以上が運動不足であり、運動習慣があるのは男性が3人に1人、女性は4人に1人程度で増える徴候はありません[82]。

週に2回以上30分以上の運動を半年（1年）以上実施している	はい	いいえ

腰痛診療ガイドライン2019
Q 腰痛は生活習慣と関係があるか?
- 日常的な運動実施群と比べ、普段運動していない群に腰痛発症リスクは増大する。
- 腰痛の予防には健康的な生活習慣と穏やかでストレスが少ない生活が推奨される。

慢性疼痛診療ガイドライン2021
Q 腰痛は生活習慣と関係があるか?
- 慢性腰痛の予防には適度な運動を取り入れた健康的な生活習慣が推奨される。

健康維持増進

Exercise 健康長寿
運動・スポーツ 150

NEAT 1日8000歩 8000
日常的な活動で
消費されるエネルギー

Thanks! 階段 速歩き15分 15

Sedentary Life Style

病気のリスク

NEAT：Non-Exercise-Activity Thermogenesis

　1日の身体活動量としては、日本人がほとんどの病気のリスクを減らす目安とされている1日に**8,000歩**（うち20分の中強度の運動）[83]を目標とし、時間が取れない際は、台湾人の大規模データにより3年分の寿命延長につながりうるとされる<u>1日**15分**の適度な身体活動</u>[84]あるいは、米国人を対象とした最新研究からそれだけでも将来の死亡リスクを減らせる可能性がある週1回の1日8,000歩[85]を最低限死守するよう助言しましょう。以上を念頭に置きつつ週を通して、WHOが推奨する**150分**の中強度の身体活動を達成することをご自身も心がけたうえで指導しましょう。中強度の身体活動の目安は、少し息が切れて汗ばんでくるくらいの速歩きや階段の使用が挙げられます。

　また、**セデンタリーライフスタイル**と呼ばれる長時間座り続けて身体をあまり動かさない生活スタイルが続くと、糖尿病などの発症率や死亡率が高くなるといった健康被害があることがわかっています[86]。一方、専門的には**ブレイク**とも呼ばれる座位作業の中断、そして座位時間を短縮することで、死亡率を減らせることも報告されています[87]。後述するこれだけ体操〔➡P53〕をブレイクとして活用したり、事業場においては、**階段の使用推奨**や職場体操の実施など、自然に身体活動が増える環境設定も必要です。

▌立位でのデスクワーク
●座りっぱなしを中断・短縮すると死亡リスク↓ Diaz KM, et al. Amn Intern Med 167, 2017[87]

昇降式デスクを
導入
（やや高価）

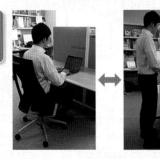

折りたたみ式の
PC台を導入
（リーズナブル）

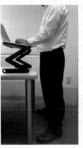
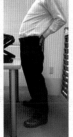

これだけ体操

Q25 ところで肥満と腰痛は関係があるの?

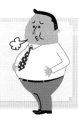

A. 標準（BMI 18.5〜25.0）より低体重あるいは肥満のいずれも腰痛発症のリスクと弱い関連が認められ、腰痛の予防には健康的な体重の管理が望ましいと、腰痛診療ガイドラインに記載されています。

腰痛診療 ガイドライン2019	Ｑ 腰痛は生活習慣と関係があるか?

● 体重に関しては、標準（BMI 18.5〜25.0）より低体重あるいは肥満のいずれでも腰痛発症のリスクと弱い関連が認められ、健康的な体重の管理が腰痛の予防には好ましい。

慢性疼痛診療 ガイドライン2021	Ｑ 腰痛は生活習慣と関係があるか?

● 体重や肥満は腰痛発症のリスクと関連が認められ、健康的な体重の管理が望ましい。

［P］- ② 高BMI/低BMI

最近、山形大学から、BMIが4年間で5%増加すると、腰痛の発症リスクが11%高くその影響は握力が弱い人に顕著であり、BMIが4年間で10%減少すると、腰痛の発症リスクが18%低いことが報告されました[88]。

私たちのデータでは、横断研究の結果ではありますが、1,347名の人間ドック受診者（平均52歳）を対象にした調査、および全国20〜70歳代の方から1,200名抽出したインターネット調査とも、有意に肥満者（25kg/m²以上）ほど腰痛有訴率が高い、あるいはOswestry Disability Index（ODI）という世界標準の腰痛スコアが高いという知見を得ています[89][90]。また、身体活動が低い肥満の男性労働者は、持続的な腰痛持ち傾向があり[91]、体脂肪率が高いことも、肥満とともに持続的な腰痛の危険因子でした[92]。P2で紹介した全国データであるPACE surveyのサブ解析からも、標準体重よりも肥満者のほうが慢性痛有訴者が多い傾向にありました[93]。しかしながら、これらの調査での腰痛は、ほとんどが程度の軽い腰痛であり、P5で紹介した前向き研究（JOB study）での分析では、仕事に支障をきたすほどの非特異的腰痛が発生することや慢性化することの危険因子ではありませんでした。

つまり、「肥満は、程度の軽い腰痛には関係するが、仕事に支障をきたす腰痛に影響するほどではない」と考えられます。長年、腰痛で困られている患者さんを診察してきた経験上でも、肥満の方が多いという印象はありません。

一方、JOB studyのデータを用いたサブ解析（2年追跡調査、調査開始時に過去1年間に腰痛がなく坐骨神経痛〔➡P64〕の既往歴がなかった765名を抽出した分析）で、殿部から膝の下まで痛みが放散する坐骨神経痛が新たに発生した141名（18.4%）に関わる危険因子を調べてみたところ（多変量解析）、肥満（25kg/m²以上）が最も重要な因子でした[94]。それでは、どうして肥満が程度の軽い腰痛があることや坐骨神経痛の発生と関係するのでしょう? よく巷でいわれる**上半身の重み**が大きくなる肥満者では、腰部への負担が大きくなることは事実ですが、腰にかかる物理的な負担ということだけで説明してしまってよいのでしょうか?

仮説の域を脱しませんが、肥大化した脂肪細胞が分泌するレプチン、レジスチン等の生理活性物質（アディポカイン）と、それらが誘導するIL-6、TNF-αなどの生理活性物質（炎症性サイトカイン）が関与している可能性があります。アディポカインは、糖尿病や動脈硬化を促進する因子として知られており、メタボリックシンドロームや生活習慣病でもよく聞かれる言葉ですが、軽微であるものの全身的な炎症に関与しているため、関節や神経にも悪影響を与えてもおかしくありません。実際に、基礎的な研究では、膝の滑液のアディポカインが痛みと関連があるとする報告[95]や、神経が障害されることにアディポカインが重要な役割を果たしていることを示したラットでの知見[96][97]があり、加えて肥満者では症状が現れていなくても下肢末梢神経の伝導異常があることを示した報告[98]もあります。

断定的なことはいえませんが、肥満者における坐骨神経痛を含む腰痛の病態には、メカニカルなストレス（腰自体の不具合）と心理社会的ストレス（脳機能の不具合）に加え、**軽微な慢性炎症**も関与している場合があるかもしれないという認識を持つとよいでしょう。

以上のことから、炎症を減らし、関節や神経に関わる痛みを予防するために肥満対策は重要だと考えます。いわゆる生活習慣病対策、そして身体の痛みを予防するといった包括的な健康維持という観点から運動を習慣化し、肥満予防に努めたほうがよいということになります。

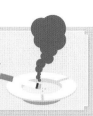

Q26 腰痛と飲酒・喫煙習慣や食事・栄養は、関連があるでしょうか?

A. 腰痛診療ガイドラインでは、喫煙と飲酒は、腰痛発症のリスクや有病率との関連が指摘されています。食事・栄養に関しては、ビタミンD欠乏に留意する必要があります。

［P］- ③喫煙/飲酒

　喫煙に関しては、喫煙者は非喫煙者に比べ腰痛の有訴率が高く、その傾向は若年者に強いことが示されています[23]。また、喫煙は椎間板変性と唯一関連が認められている化学物質暴露です[99]。さらには腰椎椎間板ヘルニアの発生および手術後の再発リスクも高め〔➡P67〕、腰部脊柱管狭窄症の手術後の改善に悪影響を及ぼします〔➡P69〕。飲酒に関しては、頻度の考慮が必要であると腰痛診療ガイドライン2019では示されており、一般的には非飲酒日を2日続けて設けることが望ましいとされています[23]。

> **腰痛診療ガイドライン2019**　Q 腰痛は生活習慣と関係があるか?
> ●喫煙と飲酒は、腰痛発症のリスクや有病率との関連が指摘されている。　**慢性疼痛診療ガイドライン2021**

［P］- ④食事・栄養の問題（ビタミンDの欠乏）

　ビタミンD欠乏は、腰痛とその重症度、および日常生活動作の困難さと関連しており[100]、ビタミンD欠乏のある慢性の痛み患者に対しビタミンDを充足させると、痛みの軽減だけでなく睡眠と生活の質も改善することが報告されています[101]。

　日本人のビタミンD欠乏は、特に女性で多いことが指摘されていますが[102]、男性も含めその状況は深刻のようです。私たちが最近行っている調査でも、男女含め腰痛を有する65歳未満の働く世代のほとんどが低ビタミンD血症であることが判明しています（2022年4〜7月 72名で測定：欠乏症 60%、不足 33%、充足は 7%のみ）。

　ビタミンDは、骨と筋肉の健康のみならず痛みや睡眠にも影響します。その他抑うつとも関連がある[103][104]など、包括的な健康に関係するホルモン様の重要なビタミンです。

　魚、卵、きのこ類の週の平均的な摂取状況を確認し、特に魚が週3回未満である場合は、含有量の特に多いサケ、イワシ、サンマを、缶詰でもよいので食べる機会を増やすことを提案します。また、ビタミンDは紫外線を浴びることでも体内で生成されるため、「紫外線は百害あって一利あり!」としたうえで、屋外で日光を浴びる時間が15分の日を増やすか、1日の日光暴露時間が短いなら少し伸ばしてみることも提案しましょう（その際は、顔は日焼け止めを塗ってもかまわず、腕の一部だけの日光暴露でOK）。これに関しては、医療従事者を含む屋内・シフト労働者ほど注意喚起が必要と考えられます[105]。実際、私たちが研究プロジェクトとして2022年秋に測定した都内某病院職員34名では、欠乏症 79%、不足 18%、充足は1名(3%)でした。

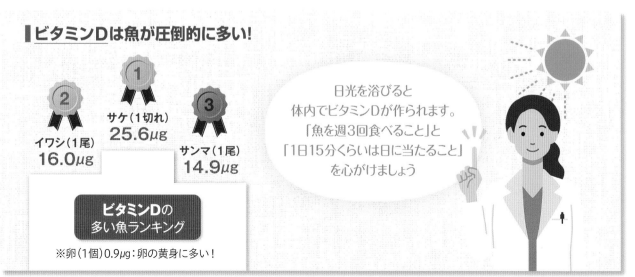

ビタミンDは魚が圧倒的に多い!

- ② イワシ(1尾) 16.0μg
- ① サケ(1切れ) 25.6μg
- ③ サンマ(1尾) 14.9μg

ビタミンDの多い魚ランキング

※卵(1個)0.9μg：卵の黄身に多い!

日光を浴びると体内でビタミンDが作られます。「魚を週3回食べること」と「1日15分くらいは日に当たること」を心がけましょう

➡栄養指導書と、お魚レシピは特典でご覧になれます。

Q27 睡眠は腰痛に影響するのでしょうか?

A. 睡眠障害があると、痛みを過敏に感じるようになり、痛みの悪化要因になります。

［P］-⑤睡眠障害

　P12で説明した中脳辺縁系ドパミンシステムの機能異常は、睡眠障害、慢性の痛み、そして抑うつをもたらします[106]。ですので当然ながら、腰痛持ち、特に慢性腰痛の患者さんは睡眠障害を伴うことが少なくなく[107]、睡眠障害（質・時間）は、翌日の痛みを予測し[108]、睡眠を改善することにより痛みの感受性を低下させることがわかっています[109]。そして、睡眠への介入が腰痛を改善するエビデンスもあります[110]。SSS-8〔➡P46〕での「睡眠に支障がある」が2以上の場合は、睡眠に何らかの問題がある可能性があるため見直しが必要です。以下、松平作成の「快眠に向けた12か条」を紹介します。この中から、できそうな事項を本人に選んでもらいながら、少しずつクリアしていくよう促すとよいでしょう。

▌快眠に向けた12か条（松平作成）

1 2度寝してもよいので起床時間は固定化させ、起きたら朝日をしっかり浴びる（1,000ルクス以上の光）
→脳の 中枢時計 が起床

体内時計の安定と睡眠の質を高めるメラトニンの元になるセロトニンの分泌を促します。照度は、最低1,000ルクスは必要です（窓辺では2,500ルクス以上あります）。

2 朝食（たっぷりタンパク質と炭水化物）をとる
→体の 末梢時計 が起床

バナナには、セロトニンを作る3つの栄養素（トリプトファン、ビタミンB6、炭水化物）がすべてそろっておりお勧めです。
大豆や乳製品含めご自身でトリプトファンリッチな食材を調べてみましょう!

3 頭がクリアでなくなったとき、仮眠をとるなら15時前に20分（30分以内）。仮眠前のカフェイン摂取で昼食後に生産性UP

体温が上がり体の細胞が活発化している15時以降、特に19~21時にウトウトするのは、就寝後の睡眠の質を悪くするので厳禁です!

4 日中に適度な身体活動をする。朝食後と夕刻がお勧め。深夜の激しい運動は避ける

日中の身体活動は適度に身体を疲労させ、寝つきがよくなります。深夜の運動は、寝つきに必要な深部体温を下げるタイミングを遅くしてしまいます。

5 40度くらいのちょっとぬるめの湯に10分つかる

19時~21時の時間帯の適度な運動＋入浴で皮膚温を上げて体の熱をしっかり放出すると、快眠に不可欠な深部体温の速やかな下降を自ら演出できます!

6 夕食は、ゆったりとセロトニン咀嚼。炭水化物は控えめに…朝食から12時間以内に済ませましょう

血糖値を急に上げて、血管の内皮を傷つけないため、そして脳を活発化させないため、野菜やキノコといった繊維類からゆっくりしっかり噛んで食べ始めましょう。

7 食後はノンカフェのハーブティーでリラックス。就寝前4時間以内のカフェインは快眠に厳禁!

ハーブティーを飲みながら、照明を暖色系のオレンジに切り替え、酢酸リナリルという成分入りのラベンダーのアロマを使うと、さらにセロトニン分泌がアップします。

8 就寝前の1時間は、ブルーライト（スマホ、タブレット、パソコン、テレビ、ゲームなど）を避けよう

脳が興奮してしまい、睡眠の質が下がります。布団の中に、スマホやタブレットを持ち込まないよう心がけましょう。

9 ゆったりとしたパジャマに着替え、3分間ストレッチ

水分をとって快適なストレッチを、ゆったりとした深い呼吸で行いましょう。

10 寝酒は極力控える。就寝前の喫煙も厳禁!

寝酒、喫煙ともに、中途覚醒が増え、眠りが浅くなります。

11 眠ろうと意気込まない。ウトウトするまでは布団に入らない。寝れないからといって夜中に時計をみない

睡眠時間が短くなっても、就寝時間にこだわらず眠くなってから布団に入り、途中で起きても時計をみず、起床時間は変えないことが、認知行動療法の第一歩です。

12 休日だからといって、夜更かしや寝だめは最小限に!

平日と休日との就寝・起床の生活リズムのズレを指す「ソーシャル・ジェットラグ」は、睡眠負債および心身の不調につながります。起床時間のズレは1時間程度にしましょう。

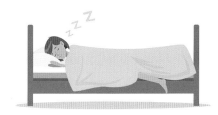

　なお、睡眠不足に伴い日中の眠気を訴える人では、**アテネ不眠尺度（AIS：Athens Insomnia Scale）**も活用しつつ、中高年の睡眠時無呼吸症候群（習慣性いびき、肥満は要注意!）、若年者やシフト労働者では概日リズム睡眠障害、シニア労働者ではむずむず脚症候群の潜在を念頭に置き、まずは診断のための専門医への受診推奨を行いましょう。

Q28 病気が原因（受診が必要）の腰痛かどうかを見極めるにはどうしたらよいでしょうか？

A. 特にがんの既往があり、「安静時の痛み」がある場合が挙げられます。お尻から大腿へかけて放散する痛み・しびれの有無も確認しましょう。

日常生活や仕事に支障をきたすような腰痛では、特異的腰痛（感染、がんの転移、骨折、椎間板ヘルニア、尿路結石、子宮内膜症などの原因疾患がある腰痛）の可能性もあります。社員が腰痛で悩んでいる際は、最初に以下の設問❶～❼を確認し、ひとつでも当てはまる場合は医療機関への受診推奨を検討しましょう。

❶ 横向きでじっと寝ている際も、腰が疼くことがある ➡ P8、下のCOLUMN

❷ 鎮痛薬を使うと一時的に楽にはなるが、頑固な腰痛がぶり返す ➡ P8、下のCOLUMN

❸ がんの治療歴がある ➡ P8

❹ ステロイド剤の注射や飲み薬での治療歴が（3カ月以上）ある ➡ P73

❺ 原因不明の熱がある ➡ P8

❻ 就寝時に痛みで目を覚ます ➡ P8、下のCOLUMN

❼ お尻から太もも以下へジンジン・ビリビリ放散する痛み・しびれがある ➡ P64

COLUMN
気をつけたい血管・内臓由来の腰背部痛

　動作や姿勢と関係なく横になって安静にしていても疼く場合は、がんの転移や脊椎の感染以外に内臓や血管系の原因があることも疑わなければなりません。その中で最も注意しなければならないのが、突然背中の痛みで発症し、診断が遅れると命取りになる急性大動脈解離を代表とする**急性大動脈症候群**です。高血圧のコントロールが悪い方、家族で大動脈瘤の既往がある方は要注意です。きっかけがなく突然激烈な背中の痛みが発症し、バイタルサインに1つでも異常を認めたら、診断確定のため速やかに**造影CT**検査〔右下図〕を行わねばなりません。

　また、横になって安静にしていても疼く腰痛の代表格は尿路結石でしょう。耐えられないほどの疼痛発作は、石の大きさや存在する場所によっては七転八倒の苦しみを伴います。尿検査で血尿がみられれば、診断はほぼ確定します。

　頑固な生理痛は、子宮体がんのリスクとなる子宮内膜症の有無の確認を促す必要があります。その他、後腹膜や骨盤内の腫瘍、膵臓がんにも注意が必要です。

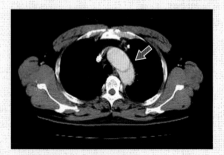

▲造影CTでの大動脈解離像

Q29 介入が必要な心理的要因が影響している腰痛のスクリーニング法は?

A. スタバ(STarT Backスクリーニングツール)のハイリスクと、SSS-8が高値(16点以上)です。

　私がスタバと呼んでいるKeele STarT(Subgrouping for Targeted Treatment)Backスクリーニングツール(**SBST**)[111)112)]の領域得点は、個人の腰痛要因として重要である痛みに対する不適切な認知である破局的思考、恐怖回避思考(運動恐怖)、不安、抑うつ、および痛みがある中での自己効力感の低下を反映する自覚的な煩わしさの5項目で構成されており、この領域得点が4点以上だった場合、通常のアプローチのみでは改善が難しく、恐怖回避思考モデル〔➡P9〕に陥っていると考えられます。その場合、早期から心理的アプローチを重点的に行うことが医療経済学的にも有用と報告されており[113)]、少なくとも腰痛に対する適切なリテラシー〔➡P47〕と自己効力感〔➡P48〕を高める必要があります。

▌Keele STarT Backスクリーニングツールの領域得点

■ SBST(心理的要因に関わる領域得点の設問)

ここ2週間のことを考えて、次のそれぞれの質問に対するあなたの回答に印をつけてください					
こんな状態で体を活発に動かすには、かなりの慎重さが必要だ　恐怖回避思考(運動恐怖)		はい(1点)		いいえ(0点)	
心配事が心に浮かぶことが多かった　不安		はい(1点)		いいえ(0点)	
私の腰痛は重症で、決して良くならないと思う　破局的思考		はい(1点)		いいえ(0点)	
以前楽しめたことが、最近は楽しめない　抑うつ		はい(1点)		いいえ(0点)	
全体的に考えて、ここ2週間の腰痛をどの程度煩わしく感じましたか　痛みがある中での自己効力感低下	全然(0点)	少し(0点)	中等度(0点)	とても(1点)	極めて(1点)

判定基準　4点以上:恐怖回避思考モデルに陥っている　3点も要注意

松平浩, ほか. 日本運動器疼痛学会誌 5, 2013[111)]を引用改変

　SBSTの活用は、2021年に公表された『慢性疼痛診療ガイドライン』[24)]や、世界で初めて労働参加を促すことに焦点をあてた腰痛と腰仙部神経根症候群患者の労働参加を向上させるオランダの学際的職域保健ガイドライン[114)]をはじめ、世界的に推奨されています。

　一方、**SSS-8**[115)116)]は、直近1週の体の問題(①胃腸の不調 ②腰背部痛 ③四肢・関節の痛み ④頭痛 ⑤胸痛または息切れ ⑥めまい ⑦疲労感 ⑧睡眠障害)について、どの程度悩まされたかを5段階評価で問う質問票です。耳鳴りは含んでいませんが、P11で紹介したSomatizationのスクリーニングとしては世界標準といえます。

　スコアリングは単純合算であり、16点以上(very high)を脳機能および自律神経系の機能異常が関与している可能性があると判断します。具体的には、痛みについて、これまで「**侵害受容性疼痛**」(例:腰痛借金に伴うぎっくり腰)と「**神経障害性疼痛**」(例:腰痛借金に伴う椎間板ヘルニアが原因の坐骨神経痛)の2つが明確な痛みの機序(メカニズム)と考えられてきましたが、2017年に国際疼痛学会が、脳で生み出される痛み〔➡P12〕を第3の痛みとして定め、2021年に日本痛み関連学会連合用語委員会が、その日本語訳として「**痛覚変調性疼痛**」とすることを決定しました。

▌身体症状スケール日本語版（Somatic Symptom Scale-8）

最近1週間を通して、以下の体の問題について、どの程度悩まされていますか

症状	全然悩まされていない	わずかに悩まされている	少し悩まされている	かなり悩まされている	とても悩まされている
1. 胃腸の不調	□0	□1	□2	□3	□4
2. 背中、または腰の痛み	□0	□1	□2	□3	□4
3. 腕、脚、または関節の痛み	□0	□1	□2	□3	□4
4. 頭痛	□0	□1	□2	□3	□4
5. 胸の痛み、または息切れ	□0	□1	□2	□3	□4
6. めまい	□0	□1	□2	□3	□4
7. 疲れている、または元気が出ない	□0	□1	□2	□3	□4
8. 睡眠に支障がある	□0	□1	□2	□3	□4

［判定基準］16点以上：非常に高い　12点以上：高い　8点以上：中等度　4点以上：低い

松平浩, ほか. 心身医 56, 2016[115]

　SSS-8が16点以上では、約2/3が「痛覚変調性疼痛」が潜在している可能性があることが報告されています[117]。また、SSS-8がvery high（SSS-8≧16）である場合は、36%でうつ病が疑われること[118]、過去4週間の肩こりの支障度が大きいほどSSS-8≧16のリスクが有意に高いことが日本人対象の大規模調査により明らかになっています[119]。また、抑うつの有無にかかわらずSSS-8の高値は、慢性腰痛の人の健康関連QOLが低いことが関係することも報告されています[118]。

　産業衛生の観点では、SSS-8の得点が高いほど、**WFun**というツールで測定した労働機能障害の得点も高く、SSS-8≧16では約半数が**中等度以上の労働機能障害**、つまり産業保健スタッフの面談が必要なくらい仕事のお困り度が強いことが報告されています[117]。

　以上より、16点以上は腰痛の有無や程度にかかわらず注意が必要ですので、面談して社員の状況を確認したうえで医療機関（総合診療科や心療内科など）の受診を推奨しましょう。

　また、SSS-8の設問の一部である設問「疲れている、または元気が出ない」、「睡眠に支障がある」が3以上のかなり悩まされているに該当し、かつSBSTの「以前楽しめたことが、最近は楽しめない」に該当する場合は、うつ病が懸念され、医療機関（精神科や心療内科）の受診推奨を考慮します。特に、**「具体性のある自殺を示唆する言動」**および**「強い罪責感を示唆する言動」**がある場合は、うつ病が強く疑われますので、早急に対処しましょう。

　加えて、「買い物が増える」「多弁になる」といった躁症状を疑う行動既往、若年発症のうつ病既往、双極性障害の家族歴は、専門医の治療を必要とする双極性障害の可能性があります。特に腰痛単独ではなく複数箇所の広範囲の痛みの訴えがある人では、双極性障害が潜在する可能性が高まるともいわれており注意が必要です。このようなケースも早急に受診推奨するようにしましょう。

═ COLUMN ═

コロナ禍における身体症状が少ない（SSS-8＜12）日本人テレワーカーの作業環境[120]

整理整頓を！

- ●机の上は、仕事をするのに十分な明るさである
- ●机の上には作業に十分なスペースがある
- ●室内の温度や湿度は快適である
- ●静かな環境である（交通音や生活音などの気になる音がない）
- ●気分転換やリフレッシュできる場所や環境がある

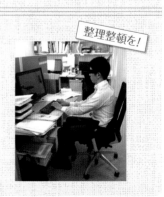

（独）労働者健康安全機構 労働安全衛生総合研究所 齊藤宏之氏の研究結果（JASIS study）より

Q30 腰痛リテラシーを確認する簡便な方法はありますか?

A. クイズ形式の5設問があり、それには「腰痛川柳」が紐づいています。

腰痛リテラシーの確認には、以下の設問を活用するとよいでしょう。「そう思う」の回答が多いほど、腰痛リテラシーが低いといえます。クイズ形式による各設問に応じた教育動画（腰痛川柳）は、**腰痛ケア.COM**をご参照ください。これらの動画視聴により、テレワーカーを含むオフィスワーカーの恐怖回避思考〔➡P9〕と腰痛が改善することが報告されています[121]。

腰痛ケア.COM
腰痛に対する考え方チェック

▌腰痛に対する考え方チェック

腰痛があるときは、無理せず腰をかばったほうがよい	➡ ①
腰痛が起こる原因は、腰自体のトラブルしかない	➡ ②
腰痛の予防には、コルセットが欠かせない	➡ ③
慢性的な腰痛になったら電気をかけたりマッサージに通ったほうがよい	➡ ④
画像検査で椎間板ヘルニアがあるといわれたら心配だ	➡ ⑤

少しもそう思わない／そう思わない／**そう思う／強くそう思う**

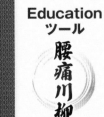

Education ツール
腰痛川柳

① 腰痛は　動いて治せが　新常識
② ストレスが　あなたの痛みを　加速する
③ 腰かばう　行為が再発　引き起こす
④ セルフケア　まずはこれだけ　体操を！
⑤ ヘルニアが　画像に出ても　気にするな

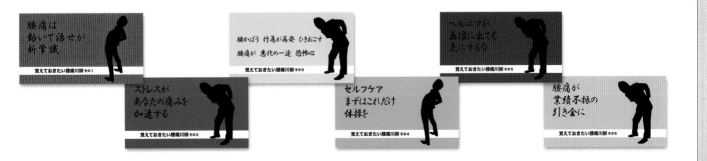

Q31 近年、重要視されている「自己効力感」も、腰痛管理に影響しますか？

A. 痛みがある中での自己効力感の低下は、痛みに対する不適切な認知の代表である破局的思考、恐怖回避思考（運動恐怖）と相互に関連し、日常生活や仕事の支障につながります。つまり、自己効力感を高めることは、腰痛管理と直結します。

　自己効力感とは「自分がある状況において必要な行動をうまく遂行できる」と自分の可能性を認知していることとされ、強い痛みを伴っていたとしても、痛みがある中での自己効力感が高ければ、作業機能への支障に影響しないことが日本人の建設業における大規模データでわかっています[122]。

　自己効力感を高めるためには、達成経験、例えば、前屈をした後に**これだけ体操**を5回〜10回、その場で実施することを励ましながら促してみて、直後に腰が楽になりかつ前屈がしやすくなっていることを体感してもらうこと〔➡P54下〕や、他者が達成している様子をみることなどがあります。

　仕事に支障をきたしているような腰痛を持っている人には、P47で紹介した腰痛川柳の教育動画により腰痛リテラシーを高め、かつ**これだけ体操**〔➡P53〕をはじめとするエクササイズを習慣化することで腰痛に対する過度な不安や恐怖を軽減し、自己効力感を高めることが求められます。

　モニタリングする場合は、下のスケール（PSEQ短縮版[123]）が少なくとも平均4点以上になるよう、セルフマネジメント力を高めるサポートをすることが望まれます。

▌自己効力感のスケール（PSEQ：Pain Self Efficacy Questionnaire短縮版）

現時点で「痛みがあってもこれらの事柄ができる」という自信の程度を教えてください。0は「まったく自信がない」、6は「完ぺきな自信がある」です。それぞれの項目の下の番号をひとつ選んで〇をつけてください。

ほとんどの場合痛みに対応できる。

0	1	2	3	4	5	6

全く自信がない　　　　　　　　　　　　　　　　　　　　　　完ぺきな自信がある

痛みがあっても趣味や気晴らしなどの楽しいことがたくさんできる。

0	1	2	3	4	5	6

全く自信がない　　　　　　　　　　　　　　　　　　　　　　完ぺきな自信がある

痛みがあっても人生の目標のほとんどを達成できる。

0	1	2	3	4	5	6

全く自信がない　　　　　　　　　　　　　　　　　　　　　　完ぺきな自信がある

痛みがあってもふつうに生活できる。

0	1	2	3	4	5	6

全く自信がない　　　　　　　　　　　　　　　　　　　　　　完ぺきな自信がある

Adachi T, et al. Pain Rep 4, 2019 [123]

Q32 職域で腰痛対策を実施するうえで、労働衛生教育の基軸はなんですか?

A. 腰の負担(腰自体の不具合)と心理社会的要因(脳機能の不具合)、両者は共存するというストラテジーです。

腰痛の予防(主に再発予防)にはエクササイズと教育のコンビネーションがリスク減少に最も有益であることは、P22で紹介しました[68]。そのため、運動や体操を推奨するとともに、腰痛に関するエビデンスに基づいた適切な知識を伝えることが必要です。

多くの人が悩んでいる非特異的腰痛の危険因子として、腰への負担と心理社会的要因があることはすでに説明しました〔➡P5〕。これら2つの要因(腰自体と脳機能の不具合)は非特異的腰痛で悩んでいる方に併存していると考えられ、姿勢や動作に関わる痛みは運動器としての腰自体の不具合が主因、日常の心理社会的なストレスが強くなれば脳機能の不具合が主因となりうる、といったように、変化していく可能性が考えられます。加えてP15〜16で示したとおり、心理的ストレスを抱えて持ち上げ動作をすると、ぎっくり腰のリスクが高まります。

このため、職域での腰痛対策は、動作や姿勢への対策のみならず、心理社会的な問題への配慮も並行して行うことがポイントとなります。両者は車の両輪であると考えればよいでしょう。2つの方面からの対策をうまく組み合わせることによって、新たな腰痛の発症や再発の予防(1次予防)はもちろん、軽い腰痛の人に対して重症化させない効果(2次予防)が期待できます。さらに、すでに支障度の高い人に対しては痛みのコントロールを可能なレベルに戻し、かつ支障度の高い腰痛の再発を予防する(3次予防)ためにも重要な方針の基軸であるといえます。

また、今は腰痛がない人でも、「腰痛借金」〔➡P51〕をためないことが腰痛の予防に役立ちます。この後紹介するハリ胸プリけつやこれだけ体操は「生産性向上と健康増進の両立を可能にするガイドライン」〔➡P50〕にも取り上げられ、腰痛の有訴率が高く、朝礼など皆で一斉に実施する時間のある業種・職種には特にお勧めとされています。

▌仕事に支障をきたす腰痛が起こったり長引いたりする危険因子は何か?

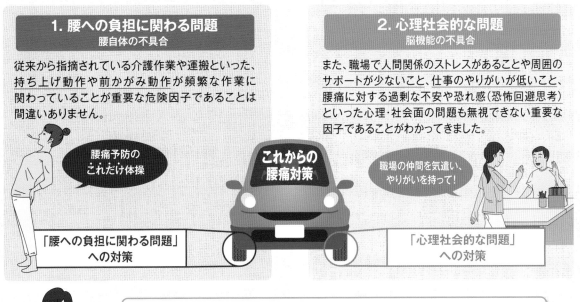

1. 腰への負担に関わる問題
腰自体の不具合

従来から指摘されている介護作業や運搬といった、持ち上げ動作や前かがみ動作が頻繁な作業に関わっていることが重要な危険因子であることは間違いありません。

2. 心理社会的な問題
脳機能の不具合

また、職場で人間関係のストレスがあることや周囲のサポートが少ないこと、仕事のやりがいが低いこと、腰痛に対する過剰な不安や恐れ感(恐怖回避思考)といった心理・社会面の問題も無視できない重要な因子であることがわかってきました。

腰痛予防の これだけ体操

これからの 腰痛対策

職場の仲間を気遣い、やりがいを持って!

「腰への負担に関わる問題」への対策

「心理社会的な問題」への対策

「腰への負担に関わる問題」に加え「心理社会的な問題」への対策も重要です
つまり、両者は 腰痛対策の車の両輪 なのです!

Q33 腰痛教育として、具体的に何から始めればよいですか?

A. 作業対象にできるだけ身体を近づけて作業すること、作業台や椅子を適切な高さに調整すること、そして腰痛予防体操の実践が最も腰痛予防に役立つエビデンスがあることから教育します。

「作業対象にできるだけ身体を近づけて作業する」「パワーポジションとも呼ばれる**ハリ胸プリけつ**姿勢〔➡P51〜52〕の習慣化」、そして「作業台や椅子を適切な高さに調整することを徹底」〔➡P32〜33〕した上で以下を5か条としましょう。

① 不良姿勢や過度な動作等に伴う腰への負担（"腰痛借金"に伴う腰自体の不具合）のみならず、心理社会的要因に伴う脳機能の不具合から生じる腰痛も、特に慢性腰痛では少なくない〔➡P6、P11〜14〕。

② 一般的な腰痛（非特異的腰痛）においては、予防にも治療にも、例え、"ぎっくり腰"であっても、過度な安静は推奨されない（安静は長くて2日まで）〔➡P19〜20、P61〕。

③ 腰痛保護ベルトが予防に役立つというエビデンスはない〔➡P23〜24〕。

④ 腰椎の画像検査における変性所見の多くは、通常、腰痛の原因にはならない〔➡P7〕。

⑤ 腰痛予防体操の実践が最も効果的であることがわかっており、「これだけ体操」から習慣化する〔➡P53〜56〕。

今は腰痛がない人でも、「腰痛借金」〔➡P51〕をためないことが腰痛の予防に役立ちます。P51〜56で紹介するハリ胸プリけつやこれだけ体操は、厚生労働科学研究費の労働安全衛生総合研究事業（主任研究者：島津明人先生）として制作された「生産性向上と健康増進の両立を可能にするガイドライン」（下表参照）にも取り上げられ、腰痛の有訴率が高く、朝礼など皆で一斉に実施する時間のある業種・職種には特にお勧めとされています。

▌"生産性向上と健康増進の両立を可能にするガイドライン"より

■ 健康増進プログラムのオススメ度

	健康増進プログラム	看護職（医療・福祉）	システムエンジニア（情報通信業）	卸売り・小売業
メンタルヘルス対策	職場へのポジティブアプローチ	◎	◎	◎
	CREWプログラム	○	△	○
	思いやり行動向上プログラム	○	△	○
	ジョブ・クラフティング	○	○	○
腰痛対策	ハリ胸プリけつ	◎	◎	◎
	これだけ体操	◎	◎	◎

◎：特にオススメ ○：オススメ △：利用しても良い ×：非推奨

厚生労働科学研究費補助金(労働安全衛生総合研究事業)「労働生産性の向上に寄与する健康増進手法の開発に関する研究」：生産性向上と健康増進の両立を可能にする 1)メンタルヘルス対策（1次予防）2)腰痛対策（腰痛予防）ガイドライン（看護職、システムエンジニア、卸売業・小売業 編）、平成31年4月1日、p10より

実際の事業場における取組み事例は、「労働生産性の向上に寄与する健康増進手法の開発に関する研究」の腰痛の予防手法マニュアル（職場の腰痛対策のすすめ方）をご参照ください。

「労働生産性の向上に寄与する健康増進手法の開発に関する研究」の腰痛の予防手法マニュアル

Q34 腰痛借金について、詳しく教えてください。

A. 広義には、腰にかかる負担全体を指しますが、狭義には、椎間板を押しつける力（圧縮力）を指します。

　腰まわりに蓄積された負担のことを、イメージしやすいよう「腰痛借金」[22]と名付けています。腰痛借金とは、現代人の日常生活および多くの労働現場での作業形態上、猫背・前かがみ姿勢により椎間板を押しつぶす力（椎間板圧縮力）がかかった結果、椎間板での中身の髄核（ゼリー状の物質）が後ろへずれる方向の負担がかかることを意味します。髄核の外側にあるバームクーヘン様の線維輪が傷つくと、そこで炎症が起こっていわゆる"ぎっくり腰"の痛みを感じ（侵害受容性疼痛）、バームクーヘン（線維輪）に完全に亀裂が入って、ゼリー（髄核）がなだれ込み（いわゆる椎間板ヘルニア）〔➡ P66〕、坐骨神経の"始発駅"である神経根を刺激することで、お尻～脚の痛み・しびれ（いわゆる坐骨神経痛）〔➡ P64〕が生じます。**ぎっくり腰**と**椎間板ヘルニア**は、腰痛借金に伴う2大事故と捉えましょう。

▌腰痛借金のない状態

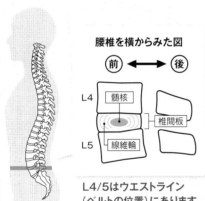

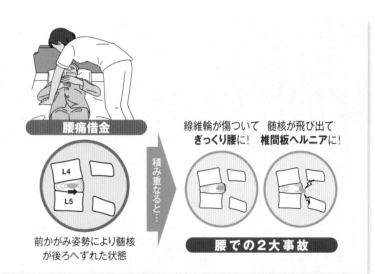

▌動作や姿勢による 椎間板圧縮力 （腰痛借金）

椎間板内に圧センサーを挿入して椎間板を押しつぶす力（圧縮力）を調べた研究では、無防備にちょっと前へかがむだけで200kg重（200kgの物体が載っている圧縮力を表す単位）もの負担が、4番と5番の腰骨の間（L4/5）の椎間板に生じ、20kgの物体を姿勢に注意を払わず前かがみで床から持ち上げる際には 420kg

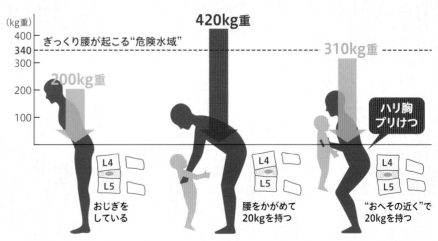

Wlike HJ, et al. Spine 24, 1999[124]をもとに作成

重の圧縮力が生じたと報告されています[124]。NIOSH（米国国立労働安全衛生研究所）は実験の結果、年齢、性別を総合的に考慮して340kg重以上の椎間板圧縮力を、椎間板の組織が損傷して"ぎっくり腰"や"椎間板ヘルニア"が起こりうる危険水域として定めています。対象物をできるだけ身体に近づけて持ち上げるポーズである「ハリ胸プリけつ」〔➡P52〕を実践すれば、20kgの物体を持ち上げる際の椎間板圧縮力は危険水域を下回ることができます。

Q35 「腰痛借金」をためないための動作のコツを教えてください。

A. ずばり、「ハリ胸プリけつ」です。

「**ハリ胸プリけつ**」ポーズを練習することにより、身体に近いところで作業をするくせがつきます。そうなれば、てこの原理により、確実に腰部負担を減らす、つまり「腰痛借金」をためないことに直結します[125]。

それでは、以下に従い、**ハリ胸プリけつ** ストレッチ＋スクワットにチャレンジし、社員にも参加型で教育してみましょう！

▌"ハリ胸プリけつ"ストレッチとスクワットを練習しよう！

❶ 両手の中指を肩の骨に当て胸を張る。

❷ 肩甲骨を寄せ、胸を張ったまま、お尻を突き出す感じで上体を太ももの付け根（股関節）から前にゆっくりと倒す。骨盤を前に倒すイメージで行い、息を吐きながらハムストリングス（太もも裏）が痛気持ちいい感じで伸びていることを感じる（ハリ胸ストレッチ）。

❸ 何かを持ち上げるときは、この姿勢から対象物をできる限り体に近づけ、膝を曲げると腰に大きな負担がかからない。腰に大きな負担のかかる重量挙げの選手がバーベルを持ち上げるときの姿勢に近いことをイメージする（プリけつスクワット）。

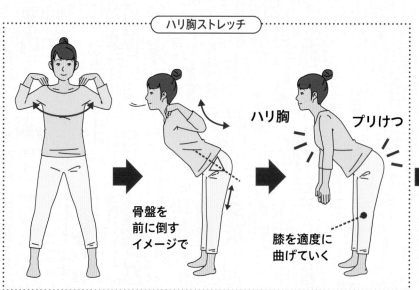

プリけつスクワット

ハリ胸ストレッチ

ハリ胸　プリけつ

骨盤を前に倒すイメージで

膝を適度に曲げていく

両手の中指を肩の骨に当て、胸を張ります。

胸を張ったまま、お尻を突き出す感じで上体を傾けます。

何かを持ち上げるときは、この姿勢から膝を曲げると、腰に大きな負担がかからなくなります。

Q36 「腰痛借金」を返済するための エクササイズは?

A. ずばり、「これだけ体操®」です。

これだけ体操は、前述した「腰痛借金」を返済するようなイメージで実施します。「これだけ体操」で行う腰椎を伸展する（体幹を反らす）方向の運動は、腰部背筋の血流[126)127)]、および筋疲労[128)]を改善することも、基礎的な研究で明らかになっています。

また、毎日繰り返すことで痛みへの不安や恐怖を取り除くことにも役立つこともあるため、慢性的な腰痛に悩んでいる人にもお勧めです。実際、介護士や看護師を対象に実施した比較研究でも有用性が示されており[129)〜131)]、厚生労働省の安全サイトにも対策として取り上げられています。職場でのぎっくり腰は、身体反応の低下している午前中（9〜11時）、次に昼休憩後の14〜15時に発生しやすいとされているため、就業前や昼休憩後には予防的に**"貯金"**として実施するとよいでしょう。

▌これだけ体操のやり方

腰痛ケア.COM 腰痛：これだけ体操▶

❶ 足を肩幅よりやや広めで、つま先が開かないよう足が平行になるように立ち、お尻に両手を当てる。できる範囲で両手を近づけて指をそろえ、すべての指を下に向ける。

❷ あごを軽く水平に引き、息を吐きながら、踵が浮くか浮かないかくらいのつま先重心でしっかりと骨盤を前へ押し込んでいき、ゆっくり上体を反らしていく。痛気持ちいいと感じるところまでしっかりと骨盤を押す。

❸ 両手でしっかり骨盤を前に押した状態で、息を吐き続けながら3秒キープする。ゆっくり元に戻す。

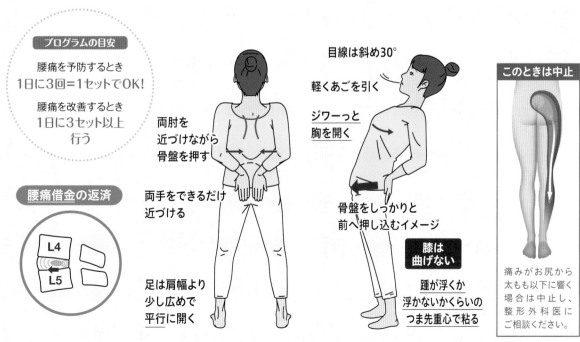

プログラムの目安

腰痛を予防するとき
1日に3回＝1セットでOK!

腰痛を改善するとき
1日に3セット以上
行う

腰痛借金の返済

L4
L5

両肘を
近づけながら
骨盤を押す

両手をできるだけ
近づける

足は肩幅より
少し広めで
平行に開く

目線は斜め30°

軽くあごを引く

ジワーっと
胸を開く

骨盤をしっかりと
前へ押し込むイメージ

**膝は
曲げない**

踵が浮くか
浮かないかくらいの
つま先重心で粘る

このときは中止

痛みがお尻から
太もも以下に響く
場合は中止し、
整形外科医に
ご相談ください。

※体操後に痛みや違和感が10秒以上残る場合は無理をしないでください。
※膝が曲がったり、あごが上がったりしないようにしましょう。また、手を当てる位置はお尻の少し上で、できるだけ小指同士を近付けて行うと、胸が広がり肩甲骨が寄りやすくなるでしょう。

═══ COLUMN ═══
「これだけ体操」の習慣化がうまくいった例

「これだけ体操」の効果は本当にあるのでしょうか?

腰痛保有者の割合が高い高齢者福祉施設で働く様々な腰痛状況の介護士138人を対象にした前向き介入研究の結果を紹介します。私たちが社会福祉法人こうほうえんと連携し、前かがみ動作を頻繁に行わざるを得ない介護士を対象に体幹を反らす「これだけ体操」を習慣化する仕組みを作ったところ、対照群と比較して集団の腰痛状況を改善することができました[129]。

■こうほうえんプロジェクト(1次・2次予防を中心とした取組み)
介入1年後の結果 A(介入)群:65例、C(対照)群:73例

▮腰痛状況の改善度

A(介入)群	改善 43.9%	不変(腰痛がなかった人も含む) 49.1%	悪化 7.0%
C(対照)群	改善 16.4%	不変(腰痛がなかった人も含む) 70.5%	悪化 13.1%

C(対照)群に比べA(介入)群は、統計的に有意に1年後の改善度が高かった(χ^2 test:$p<0.01$)。

▮腰痛対策の実行度

A(介入)群	実行 83.1%	未実行 16.9%
C(対照)群	実行 8.7%	未実行 91.3%

C(対照)群に比べA(介入)群は、統計的に有意に腰痛対策の実行度が高かった(χ^2 test:$p<0.001$)。

▮自己効力感〔➡P48〕を高めるための指導法
～実際に指導してみましょう!～

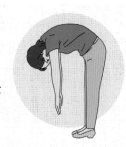

❶ 体幹の前屈と後屈の出来具合や腰のはり・痛みの感じ、動かすことへの恐怖感を把握してもらいます(ベースラインの確認)。

❷ これだけ体操
最初は無理のない範囲でゆっくりと骨盤を押し込み、少し腰が痛くなっても直立の元の姿勢(中間位)に戻れば痛みが引くことを確認します。これは、「少しずつ押し込む負荷を強めていっても大丈夫」というサインであると安心感を与えるよう努めましょう。

❸ その後、5～10回、1回3～5秒を目安に息を吐きながら、押し込みを強めていきます。押し込むのは、その都度"痛気持ちいい"と感じる程度までにとどめ、中間位では痛みが軽快することを必ず確認しながら行いましょう。

❹ 改めて体幹の前後屈を行い、ベースラインと比較したやりやすさ[体幹の前屈と後屈の出来具合(動作範囲)、恐怖感、腰痛の程度]の変化を実感できれば、恐怖回避思考の軽減と自己効力感の向上につながるきっかけにできるかもしれません。

●三井化学サンアロイ株式会社

三井化学株式会社の関連会社である三井化学サンアロイ株式会社は、2交替勤務で重量物作業（25kgの紙袋に入った原料の持ち上げ等）が多く、近年で腰痛労災が複数件発生していたことと、腰痛の訴えが増えてきていたこともあり、腰痛対策を会社としての最重要課題と考えていた。そこで、保健師の楠本真里さんが、松平と連携し、会社幹部や衛生管理者とも相談したうえで、これだけ体操の習慣化を図ることとした。

具体的には、すでにセミナー等で松平の教育を受けている楠本さんが安全衛生委員会や労働衛生教育での腰痛対策の教育、衛生管理者へのこれだけ体操の指導方法のレクチャー、説明資料の提供を行った。

会社側ではトップが対策を行う方針を発信し、衛生管理者が全員への体操指導を行ったり、ポスターを掲示したり、体操を呼び掛けたり、と実際の普及活動を行った。

その結果、毎朝や会議時のこれだけ体操の実施は習慣化され、取組みを始めて1年で、腰痛を訴える者の割合は前年と比べ10％以上減少し、毎年のように発生していた腰痛労災は、今のところ、発生していない。

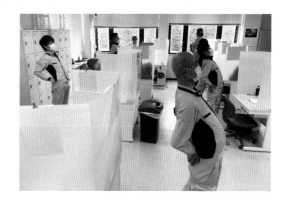

～普及に携わった三井化学サンアロイの衛生管理者の声～
「大変と感じたことや困ったことはない。事前にレクチャーを受けていたことと説明の資料があったことから、現場の人たちに体操の必要性や理論も適切に伝えられたため理解も得られやすく、また、体操指導も戸惑うことなく実施することができたと思う。会社として腰痛対策を重要と考えていることをトップから伝え、業務の流れの中に、体操をする、ということを組み込んでしまうことと、現場のためを思って実施している取組みであることを伝えることにより、スムーズに現場への負担もなく取り入れることができた。」

●日本臓器製薬株式会社

日本臓器製薬株式会社は、社員の健康増進に加え、健康関連企業としての社会への情報発信を目的とし、2019年に「健康経営推進プロジェクトチーム」を結成した。そのファーストステップとして、社員の運動習慣の促進を目的に、松平に依頼し、オリジナル体操「エクササイズZ」を共同で開発した。「これだけ体操」を含む全身ストレッチに下肢筋力トレーニングとボックスステップなど心拍数を適度に高める有酸素運動の要素をミックスした構成になっている。その後、様々な取組みを行い、2020年度より継続して健康経営優良法人認定を取得している。2023年には、スポーツエールカンパニーにも認定された。

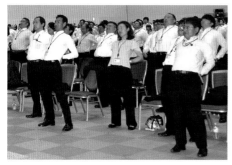
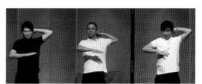
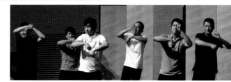
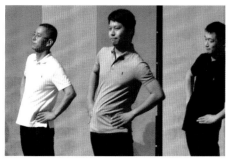
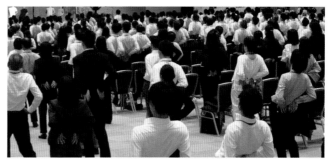

取組み例

●ジャパン マリンユナイテッド株式会社の取組み

保健師の青木芽生さんの発案で、「これだけ体操」のPOP（ポップ）をコピー機に貼り、コピーをしにきた社員が待っている短い合間に「これだけ体操」を行うよう促した。いわゆるNudge（ナッジ）である。

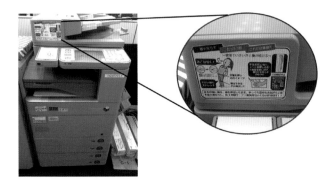

ジャパン マリンユナイテッド株式会社 本社様よりご提供

●パナソニック エイジフリー株式会社の取組み

パナソニック エイジフリー株式会社は、松平のセミナーを受講され「これだけ体操」を完璧にマスターしたパナソニック健康保険組合のスタッフと連携し、動画やPOPも活用しながら「これだけ体操」の習慣化に取り組んだ。

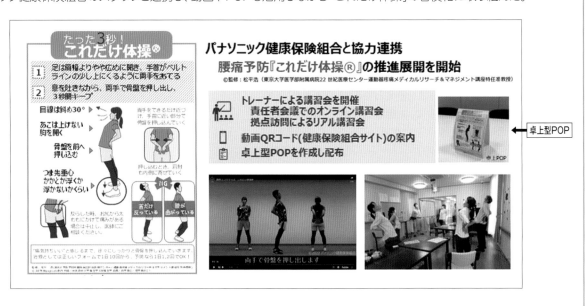

これだけ体操別バージョン
両手をお尻の後ろに当てるのが苦痛な場合

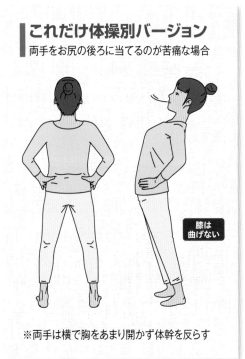

膝は曲げない

※両手は横で胸をあまり開かず体幹を反らす

横これだけ体操

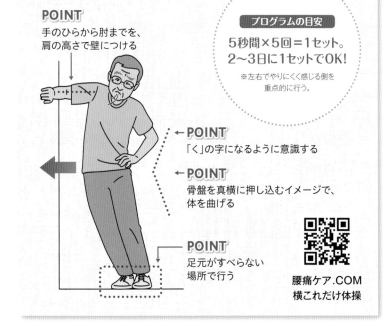

POINT
手のひらから肘までを、肩の高さで壁につける

← POINT
「く」の字になるように意識する

← POINT
骨盤を真横に押し込むイメージで、体を曲げる

POINT
足元がすべらない場所で行う

プログラムの目安
5秒間×5回＝1セット。
2～3日に1セットでOK!
※左右でやりにくく感じる側を重点的に行う。

腰痛ケア.COM
横これだけ体操

Q37 貯金のための体操は他にもありますか？

A. これだけ体操®を作業前に実践する方法に加え、インナーマッスルの強化とハムストリングスをしなやかにする方法などがあります。

専門的にはローカル筋と呼ばれる**インナーマッスル**（腹横筋と多裂筋）の強化と、太ももの裏の筋肉（**ハムストリングス**）の柔軟性を高めることは、腰痛および腰椎椎間板ヘルニアの予防として、確実に役立つでしょう。

▌アームレッグレイズのやり方
腰の安定に役立つインナーマッスルの活性化を目的とした体操です。

① よつんばいになり
② 足を力まず上げ
③ 余裕があったら逆の手も力まず低めに上げる
④ 10秒保持

> **プログラムの目安**
> 左右10秒間ずつ×3回
> ＝1セット。
> 1日1セットでOK！
> ※慣れてきたら、20秒間まで
> 延ばしてみよう！
> ※不安定なほうを優先して行う

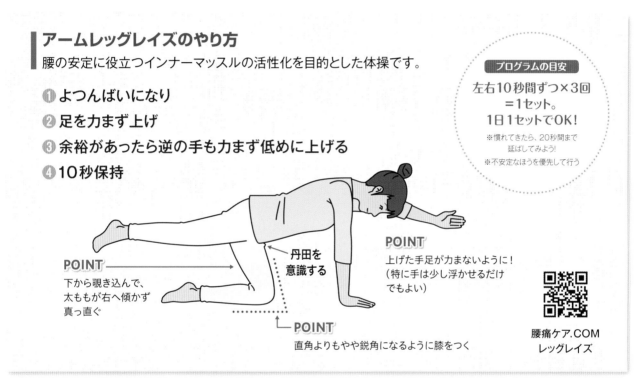

POINT
下から覗き込んで、太ももが右へ傾かず真っ直ぐ

丹田を意識する

POINT
上げた手足が力まないように！
（特に手は少し浮かせるだけでもよい）

POINT
直角よりもやや鋭角になるように膝をつく

腰痛ケア.COM
レッグレイズ

▌ハリ胸ハムストストレッチのやり方
ハリ胸でハムストリングス（もも裏の筋肉）を伸ばすことで、骨盤を適正な位置に保ちやすくなり、腰痛予防に役立ちます。

① 示指・中指を脚の付け根に沿え、胸を張る（ハリ胸）
② 片方の脚を伸ばし踵をつけ、足首を反らす
③ その状態で余裕があれば体を前傾させる（このとき体はハリ胸のままで丸まらないように）

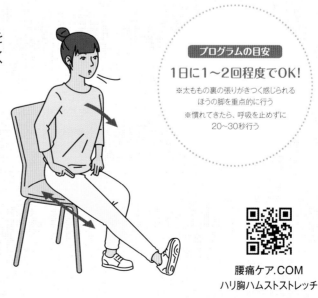

> **プログラムの目安**
> 1日に1〜2回程度でOK！
> ※太ももの裏の張りがきつく感じられる
> ほうの脚を重点的に行う
> ※慣れてきたら、呼吸を止めずに
> 20〜30秒行う

腰痛ケア.COM
ハリ胸ハムストストレッチ

Q38 社会福祉法人での腰痛借金対策で重要なことは?

A. 車椅子とベッド間をはじめとする「移乗介助」での"ぎっくり腰"が多いため、適切な介助方法を身に付け、スライディングボードやリフトを積極的に活用することです。

社会福祉法人における4日以上休業を伴う腰痛の発生は、無理な動作等で起こりやすく、特に車椅子とベッドの間での移乗作業が多く、さらには、一人介助と経験年数が浅いことがリスクです[10]〔➡P3〕。ですので、入職時に適切な介助方法を徹底的に教育し、エビデンスに基づいて、スライディングボードやリフトを積極的に活用することが重要です。

私は、2022年度、厚生労働省の転倒・腰痛等の減少を図る対策の在り方に関する有識者を、2023年度には、介護現場と小売業での腰痛災害防止を主目的とした第三次産業労働災害防止対策支援事業検討会（中央労働災害防止協会が尽力）の委員長を務めさせていただきました。以下、後者の成果物[72]から好事例をいくつか紹介します。なお、P23の表（エビデンスレベル）を参照してご覧ください。

● ノーリフトケア® の導入に向けて

好事例

厚労省×中災防
腰痛を防ぐ職場の好事例集

垂直方向への負担軽減対策

● 社会福祉法人なごみの杜
特別養護老人ホーム 菜の花館本町通り

・職員が前かがみにならずに届くところへソープディスペンサーを設置。
・コードレスのスティック掃除機を導入。
・トイレの壁に介助物品用の棚を設。
・トイレ内に前傾姿勢を支持するテーブルを設置。

改善前　改善後

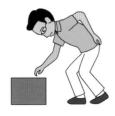

立ったまま物品が取れる

● 株式会社たつみ
柿の木坂有料老人ホーム・デイサービス柿の木坂センター

・電動昇降ベッドを導入。

改善前　改善後

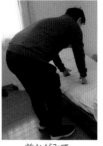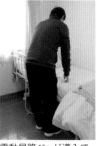

前かがみで腰に負担がかかる

電動昇降ベッド導入で、前かがみにならずに介護が可能に

水平方向への負担軽減対策

● 社会福祉法人 吹上苑
特別養護老人ホーム やすらぎの家

・利用者の近くにスライディングボードを配置。

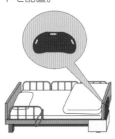

● 社会医療法人近森会 近森病院

・理学療法士が講師となり、スライディングボードを使用した車椅子からベッドへの移乗介助法を教育。

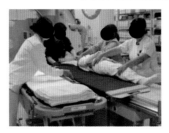

● 株式会社たつみ
柿の木坂有料老人ホーム

・浴槽の縁に移乗台を設置。

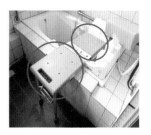

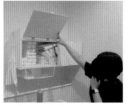

令和4年度厚生労働省委託事業 腰痛を防ぐ職場の事例集 から引用

さらなるチーム構成対策

●**社会福祉法人 土佐香美福祉会**
特別養護老人ホーム
ウエルプラザやまだ荘
・施設長が労働安全衛生のため
ノーリフトケアを宣言。
・ノーリフトケアのリーダーを養成。

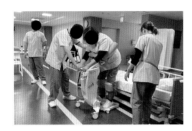

●**医療法人須崎会 高陵病院**
・サブスクリプションサービスを
利用し床走行式リフトやスリン
グシートを導入。

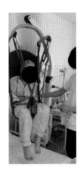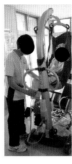

●**高知県立あき総合病院**
・腰痛予防対策委員がノーリフト
ケアの動画を作成し配信後、
モデル病棟で1回30分
（全2回）の研修を実施。さらに
院内でノーリフト宣言の周知を
図った。

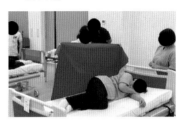

令和4年度厚生労働省委託事業 腰痛を防ぐ 職場の事例集 から引用

行動災害という観点では、**転倒**（特に入浴介助）にも留意しましょう。

▌社会福祉施設の労働災害ハザードマップ

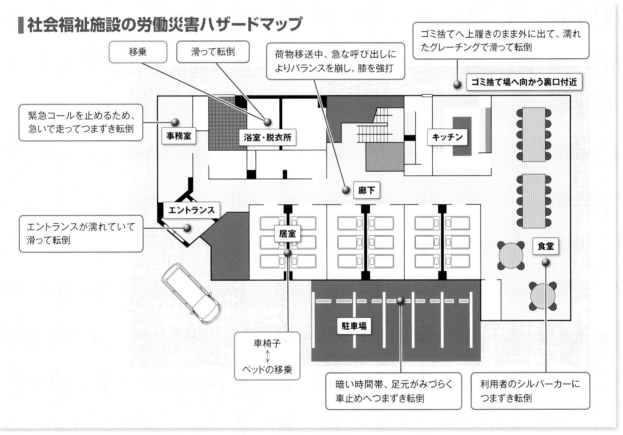

平内和樹, 菅間敦, 島田行恭（労働安全衛生総合研究所）調べ　令和4年度（第1回）業績評価委員会労働安全衛生研究評価部会資料をもとに作成（改変）

═ COLUMN ═

　介護士の仕事に支障をきたす腰痛が長引く要因を大規模調査により分析したところ、**somatization**〔➡P11〕と**恐怖回避思考**（運動恐怖〔➡P9〕）であることを、私たちの研究チームは報告しました[132]。このQ＆Aで紹介した対策に、本研究で明らかになったリスク要因を加味した教育・対策を標準化することによって、介護職の慢性腰痛が減少し、労働生産性が向上することが期待されます。

東大病院
プレスリリース

Q39 持ち上げる重量物は、何キロまで許容されますか?

A. 厚労省は、男性は体重の40%まで、女性は体重の1/4未満までとしていますが、最大20kg未満のほうが望ましく、16歳未満の女性は、労働基準法で8kg以上の継続作業が禁止されています。

重量物を取り扱う作業は腰痛の発症と関連があり、また持ち上げる頻度も影響します（腰痛診療ガイドライン2019[23]）。

人の力のみで取り扱う物の重さは、厚生労働省の職場における腰痛予防対策指針によると、おおむね男性で体重の40%、女性はさらにその60%（つまり体重の25%未満）までと定められています。体重70kgの男性の場合は70×0.4＝28kgとなりますが、最大でも25kgまで（できれば<u>20kgまで</u>）を目安にしたほうが望ましいです。

一方、労働基準法62条第1項の年少者規則では、16歳未満の女性は重量制限で8kg以上の継続作業が禁止されており、アルバイトの高校1年生15歳女子である場合は、8kg未満にせねばなりません。

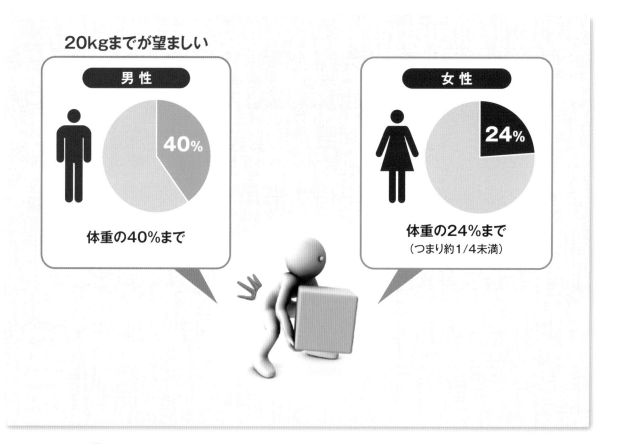

20kgまでが望ましい

男性
40%
体重の40%まで

女性
24%
体重の24%まで
（つまり約1/4未満）

好事例

● 株式会社ベルク ベスタ狭山店

・重いコンテナの配送伝票の横に黄色いテープを貼り、配送担当の職員へ注意を促すようにした。

➡ 量物に重さ程度を表示することは予測となり、不意な"ぎっくり腰"の予防に役立つと考えられます。
また、積み込む際に、重い荷を下方に積むことで荷崩れ防止にもつながります。

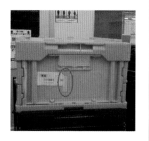

令和4年度厚生労働省委託事業 腰痛を防ぐ 職場の事例集 から引用

Q40 ぎっくり腰になったときの裏技はありますか？

A. 腹ばい姿勢で、これだけ体操®のポーズを徐々にとっていく「ぎっくり腰体操（マッケンジー腰痛体操）」を試してみましょう。

　まずは動揺を最低限に抑えつつ、うつ伏せ姿勢になって深呼吸を繰り返します。その後、うつ伏せで、これだけ体操のポーズ（アシカポーズ）を、じっくりゆっくりととっていきます。腰椎を伸展する方向へ動かすと改善する打率が高いとされているためです[133]。腰痛借金〔➡P51〕を返済するイメージを持ちながら行うようにします。

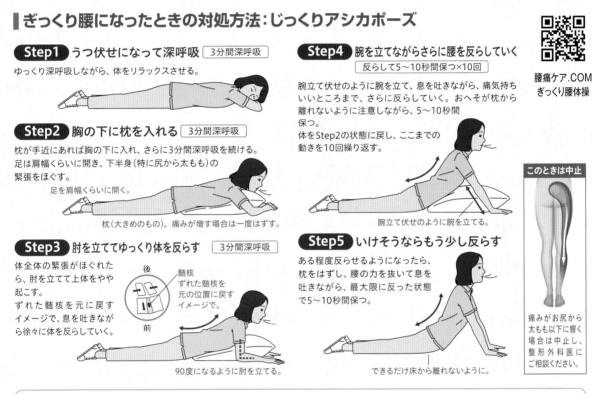

■ぎっくり腰になったときの対処方法：じっくりアシカポーズ

Step1 うつ伏せになって深呼吸 〔3分間深呼吸〕

ゆっくり深呼吸しながら、体をリラックスさせる。

Step2 胸の下に枕を入れる 〔3分間深呼吸〕

枕が手近にあれば胸の下に入れ、さらに3分間深呼吸を続ける。足は肩幅くらいに開き、下半身（特に尻から太もも）の緊張をほぐす。

足を肩幅くらいに開く。

枕（大きめのもの）。痛みが増す場合は一度はずす。

Step3 肘を立ててゆっくり体を反らす 〔3分間深呼吸〕

体全体の緊張がほぐれたら、肘を立てて上体をやや起こす。
ずれた髄核を元に戻すイメージで、息を吐きながら徐々に体を反らしていく。

後　前
髄核
ずれた髄核を元の位置に戻すイメージで。

90度になるように肘を立てる。

Step4 腕を立てながらさらに腰を反らしていく 〔反らして5〜10秒間保つ×10回〕

腕立て伏せのように腕を立て、息を吐きながら、痛気持ちいいところまで、さらに反らしていく。おへそが枕から離れないように注意しながら、5〜10秒間保つ。
体をStep2の状態に戻し、ここまでの動きを10回繰り返す。

腕立て伏せのように腕を立てる。

Step5 いけそうならもう少し反らす

ある程度反らせるようになったら、枕をはずし、腰の力を抜いて息を吐きながら、最大限に反った状態で5〜10秒間保つ。

できるだけ床から離れないように。

このときは中止

痛みがお尻から太もも以下に響く場合は中止し、整形外科医にご相談ください。

腰痛ケア.COM
ぎっくり腰体操

この体操は多くの場合、腰を反らすときに痛みが一時的に強まり、うつ伏せに戻れば軽減するというパターンをとります。これは「続ければよくなる可能性が高い」というサインですから、安心して続けましょう。

COLUMN
安静は長くて2日まで?!

　ぎっくり腰だけではなく亜急性を含む急性の腰痛に対する無作為化比較試験ですが、❶2日間、トイレ以外はベッド上安静とした群 ❷前・横・後ろの各方向に10回1セットでゆっくり動かす運動を理学療法士が指導した群 ❸痛みの範囲内でなるべく普段の活動をするよう指導した群の3群を比較したところ、その後の腰痛の持続や程度、仕事への支障、欠勤日数に関し、❸の痛みの範囲内で普段の活動を維持するよう指導された群が有意に良好な結果であり、❶の2日間、安静にした群が最も結果が悪かったという1995年にNew Engl J Medに発表された有名な論文[134]があります。この論文結果などを踏まえ、西欧諸国の多くの腰痛診療ガイドラインが「2日を超えるベッド上安静は指示すべきではない」と記載しています[66]。加えて「安心感を与える」ことが治療として重要であることを推奨しています[66]。

Q41 腰痛の発生から時間の経過に即した指導の仕方があれば教えてください。

A. オランダから世界初の労働参加を促すことに焦点をあてたガイドラインが、5ステップアプローチを紹介しています。

　近年、腰痛と腰仙部神経根症候群患者の労働参加を向上させるオランダの学際的職域保健ガイドラインが公表され、腰痛が発生してからの期間で、必要な支援を段階に分けたアプローチ法を紹介しています（下図）[114]。

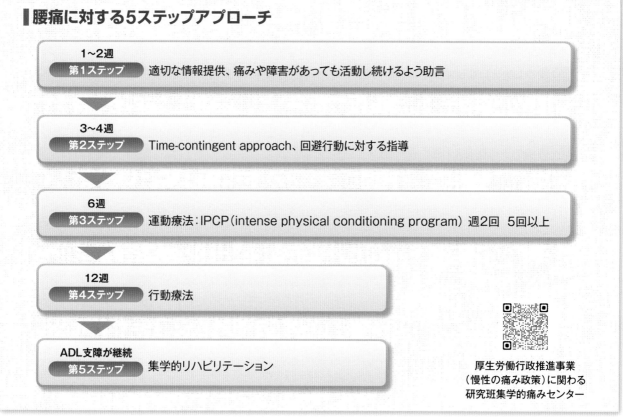

腰痛に対する5ステップアプローチ

1~2週	
第1ステップ	適切な情報提供、痛みや障害があっても活動し続けるよう助言

3~4週	
第2ステップ	Time-contingent approach、回避行動に対する指導

6週	
第3ステップ	運動療法：IPCP（intense physical conditioning program）週2回　5回以上

12週	
第4ステップ	行動療法

ADL支障が継続	
第5ステップ	集学的リハビリテーション

厚生労働行政推進事業
（慢性の痛み政策）に関わる
研究班集学的痛みセンター

腰痛と腰仙部神経根症候群患者の労働参加を向上させるオランダの学際的職域保健ガイドライン[114] より引用改変

　それによると、発症から1~2週の場合、P17~21を参考に適切な情報提供をしたうえで、安易に休業することなくできる範囲で日常生活や仕事を継続するほうが、その後の経過がよいエビデンスがあると助言します（**第1ステップ**）。

　発症から3~4週経過している場合は、第1ステップの助言に加え、近年注目されている**Time-contingent approach**※を指導します。これは、そのときの調子に合わせて痛いときはその作業や活動は控えるとするのではなく、無理のない範囲で課題を定め、痛くてもやり切るアプローチです。その場合、やり切れたら「よくやり切りましたねぇ!」と承認してあげること、調子がよさそうだからといきなりオーバーワークにならぬようペースを保ちながら徐々に活動負荷を高めていくよう指導することが求められます（**第2ステップ**）。

　発症からすでに6週経過している場合は、専門医への受診推奨をしたうえで、心配のいらない非特異的腰痛と判断されるなら集中的に運動療法を行う時間をとるよう指導します（**IPCP：intense physical conditioning program**）。

※痛みの有無によって活動内容を増減させず、時間で区切って課題を実施させる方法です。活動を時間で管理・制限し、調子がよい日であってもやり過ぎず、一定のペースを保ちながら漸増していくペーシングが重要となります。

産業保健スタッフが提供できる集中的な運動プログラム例としては、これまで紹介した「これだけ体操」「アームレッグレイズ」を基本とし、「ハリ胸ハムストストレッチ」「マッケンジー腰痛体操」「横これだけ体操」〔➡P53、56、57、61〕からプラス1メニュー選んでいただき、3つの体操を3セットこなしてから、厚生労働省HP（転倒予防・腰痛の取組み）でも紹介されている**「転倒・腰痛予防!いきいき健康体操」**2回をルーチンとして行うことが挙げられます。まずはこれを週2回のペースで5回行ってみるように促します。加えて、15分の良姿勢を意識した速歩（**美ポジウォーク**）もプログラムに加えるよう促しましょう（**第3ステップ**）。マインド-ボディエクササイズとも呼ばれるヨガやピラティスのメニューもお勧めです。

以上の対策を行っても、腰痛に伴う仕事への支障が遷延化している場合は、行動療法を含む集学的リハビリテーションの適応となりますので、厚生労働行政推進事業（慢性の痛み政策）に関わる研究班集学的痛みセンターへの紹介を検討しましょう。

■ **いきいき健康体操**

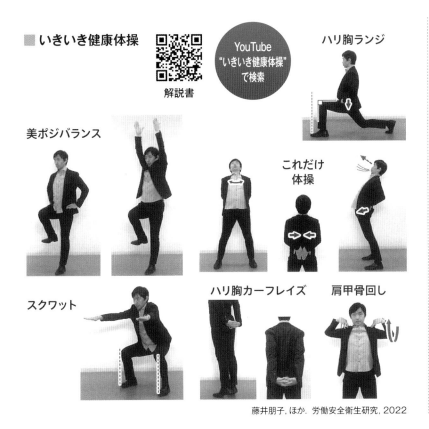

藤井朋子, ほか. 労働安全衛生研究, 2022

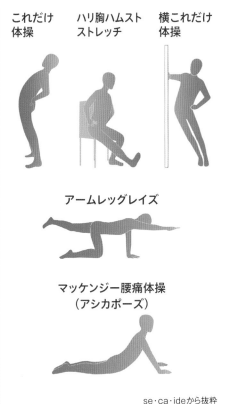

se・ca・ideから抜粋

美ポジウォーク

アップライトを意識して歩く

肋から上を引き上げ丹田を意識、肩および背中の無駄な力は抜けている（アップライトの姿勢）。

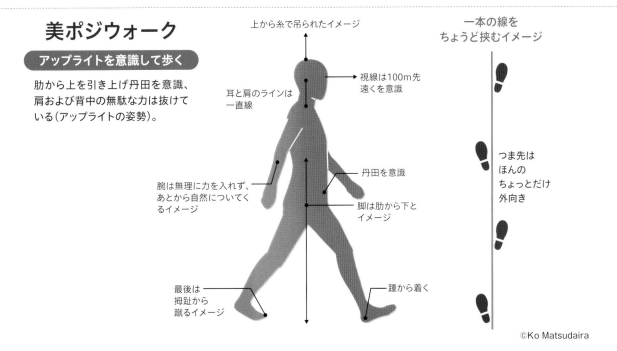

©Ko Matsudaira

Q42 坐骨神経痛の主な原因を教えてください。

A. その多くが坐骨神経の始発駅である腰椎部分で神経が刺激や圧迫を受けることにより生じ、若年～中年は「腰椎椎間板ヘルニア」、高齢者では「腰部脊柱管狭窄症」がその主な原因です。

　「坐骨神経」とは、腰の下辺りで「馬尾」から「神経根」へと枝分かれして束となった神経で、その神経線維はお尻から太ももの裏側を通って足へ向かいます。専門的にいうと、坐骨神経の線維は、第4腰髄（L4）の一部および第5腰髄（L5）、第1～2仙髄、第3仙髄の一部（S1～3）からなる仙骨神経叢により構成されています。したがって、坐骨神経痛とは、脊柱管内（硬膜管）のL4～S3馬尾神経、各神経根、そして仙骨神経叢を経由して坐骨神経（脛骨神経と総腓骨神経の線維）に至るどこかの障害により生じる痛み（しびれ）ということになります。

　神経障害性疼痛である坐骨神経痛の原因としては骨盤の中で子宮筋腫が大きくなり坐骨神経を圧迫することが原因で痛みが起こることもありますが、その多くが坐骨神経の"始発駅"である腰椎部分での神経が圧迫を受けて起こるもので、後述する**腰椎椎間板ヘルニア**と**腰部脊柱管狭窄症**が代表的な原因です。

　具体的には、第4/5腰椎間で起こる腰椎椎間板ヘルニアあるいは腰部脊柱管狭窄症に伴う<u>L5神経根由来の神経痛が最も多い</u>です（椎間板ヘルニアでは、第5腰椎/第1仙椎間のヘルニアによるS1神経根の障害も少なくありません）。<u>症状が出る場所は、お尻から太ももの外側から後ろ、ふくらはぎあたりが典型的で、膝を超えて痛み・しびれが放散していれば、坐骨神経痛であることを強く疑います</u>。神経の障害を長くほうっておくと、症状が残りやすくなるため、早めに医療機関を受診することが大切です。

　両方とも日本整形外科学会・日本脊椎脊髄病学会が監修した**診療ガイドライン**[135)136)]が公表されていますので、必要時、ご参照ください。

痛みやしびれが起こる理由

椎間板が変性し、髄核が飛び出したり、脊柱管が狭くなることで神経が障害されることがある

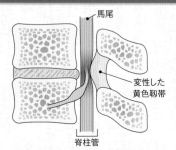

背骨（脊柱）の構造

腰椎

脊髄 / 椎体 / L1 / L2 / L3 / 椎間孔 / L4 / 椎間板 / L5 / 馬尾

背骨の腰にあたる部分には基本的に5つの椎骨がある。

背骨は「椎骨」という骨が積み重なってできており、「脊柱管」の中を脊髄が通っている。脊髄は腰部から馬尾という神経の束になる。

椎間板ヘルニア

椎体 / 馬尾 / 飛び出した髄核 / 黄色靱帯 / 神経根

椎間板が変性し、その中心部にある髄核が飛び出すと、神経根や馬尾を障害することがある。

脊柱管狭窄症

馬尾 / 変性した黄色靱帯 / 脊柱管

主に加齢によって腰部の骨・関節が変形したり黄色靱帯が厚くなることにより、脊柱管が狭くなると、その中を通る神経が圧迫され、神経症状が現れることがある。

L5よりも上位のL3、L4神経根が障害を受けている場合には、大腿神経痛が出ることがあります。膝周囲の痛みとして感じやすいので、階段昇降時に強まる膝痛ではないときは、関節痛ではなく神経痛としての膝痛を疑う必要があります。

なお、痛み・しびれとともに、筋力低下が症状側に生じることがあり、その場合は早急に専門医を受診する必要があります。

やってみよう
筋力チェック

下記の3つのうち1つでも、どちらかの脚で力の入りづらさを感じる場合は、早めに専門医の診察を受ける。

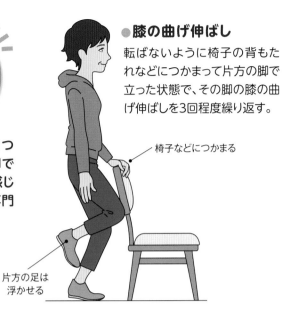

椅子などにつかまる

片方の足は浮かせる

●**膝の曲げ伸ばし**
転ばないように椅子の背もたれなどにつかまって片方の脚で立った状態で、その脚の膝の曲げ伸ばしを3回程度繰り返す。

●**踵歩き**

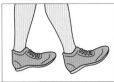

つま先が床に着かないように持ち上げて踵だけで歩く。

●**つま先歩き**

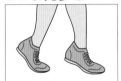

踵が床に着かないように持ち上げてつま先だけで歩く。

COLUMN

症状が似ている病気

　腰痛はなく、筋力の低下が両脚に急に起こった場合は、「頸髄症」や「胸髄症」といった脊髄の病気の可能性があります。同様に、下肢の痛み・しびれがないのに筋力低下が片方の脚に急に起こった場合は、「脳腫瘍」や「脳梗塞」といった脳の病気も疑われます。間欠跛行〔➡P68〕は腰部脊柱管狭窄症だけでなく、「末梢動脈疾患」という足の血管の病気でも現れ、坐骨神経痛でみられる太ももや脚の付け根の痛みは、「変形性股関節症」でも現れることがあります。

片脚の筋力低下による歩きづらさ
で整形外科を受診した症例

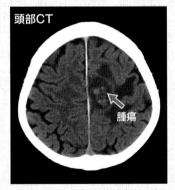

頭部CT

腫瘍

原因は腰ではなく脳腫瘍だった!

変形性股関節症の見逃しに注意!

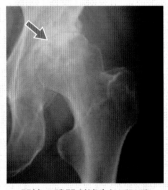

関節の隙間が消失している

Q43 腰椎椎間板ヘルニアの社員に対し、留意することは？

A. 急なつらい坐骨神経痛は、数週間で激しい痛みが少し治りだし、3カ月後にはおおむね改善してしまうタイプが多いです。一方、1カ月経過してもデスクワーク中のお尻の痛みがつらくプレゼンティーズムが顕著な場合は、手術を含む侵襲的な治療を念頭に置きます。

まずは、腰椎椎間板ヘルニアについて、基礎知識を理解しましょう。

椎間板が突出あるいは脱出し、主に坐骨神経の始発駅部分である腰の神経（主に神経根）が刺激されることにより症状が生じる疾患です。**若年〜中年層**にみられる坐骨神経痛は本症が原因である可能性が高いです。他人（病院では医師）が、仰向けに寝た状態で症状があるほうの脚を、膝の裏を伸ばしたまま少しずつ挙げていったとき、お尻の痛みを含む坐骨神経痛〔➡P64〕が強まり途中で挙げられなくなったら診断はほぼ確定します（専門的には下肢伸展挙上テスト陽性といいます）。これを1人で実施する場合には、椅子などに浅く腰掛けた状態から症状があるほうの脚を伸ばしたまま少しずつ挙げてみて、お尻の痛みを含む坐骨神経痛が強まるかどうかをみることで判断できることもあります。中には痛みのため、体が横に傾いたままになってしまうこともあります（専門的には疼痛性側弯といいます）。咳・くしゃみで痛みが悪化しやくすく[135]、座位で痛みが強まることも少なくありません。

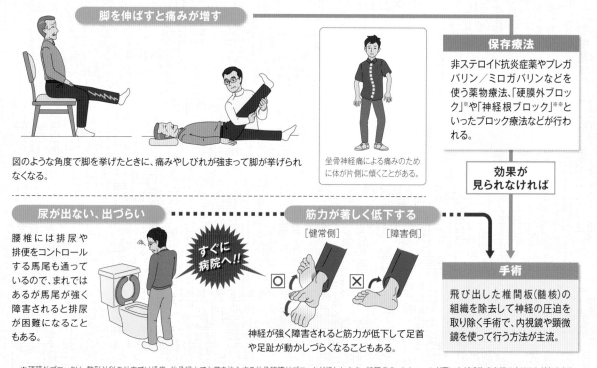

排尿が困難になったり、筋力が著しく低下したり、治療を受けても痛みが治らなければ、手術を検討する

脚を伸ばすと痛みが増す

図のような角度で脚を挙げたときに、痛みやしびれが強まって脚が挙げられなくなる。

坐骨神経痛による痛みのために体が片側に傾くことがある。

保存療法

非ステロイド抗炎症薬やプレガバリン／ミロガバリンなどを使う薬物療法、「硬膜外ブロック」*や「神経根ブロック」**といったブロック療法などが行われる。

効果が見られなければ

尿が出ない、出づらい

腰椎には排尿や排便をコントロールする馬尾も通っているので、まれではあるが馬尾が強く障害されると排尿が困難になることもある。

すぐに病院へ!!

筋力が著しく低下する

［健常側］　［障害側］

神経が強く障害されると筋力が低下して足首や足趾が動かしづらくなることもある。

手術

飛び出した椎間板（髄核）の組織を除去して神経の圧迫を取り除く手術で、内視鏡や顕微鏡を使って行う方法が主流。

※硬膜外ブロックは、整形外科の外来では通常、仙骨経由でお薬を注入する仙骨硬膜外ブロックが行われます。糖尿病のコントロールが悪いなど感染症を起こすリスクがある方や、抗血栓・凝固薬を使っていて出血しやすいリスクがある方では、注意が必要です。

※※神経根ブロックは、基本的に直接障害を受けている神経根に注射をするため、複数回行うと神経の障害などの合併症が出てしまうことがありますので、多くても2回受けて、それでも神経痛が改善しない場合は、手術治療を考慮に入れるほうが得策です。なお、近年、ペインクリニックでは、局所麻酔薬を注入する代わりにパルス高周波療法も用いられます。

9割方が、坐骨神経痛（専門的には、L4/5椎間板ヘルニアによる第5腰髄神経根：**L5神経根**かL5/S1椎間板ヘルニアによる第1仙髄神経根：**S1神経根**の障害）ですが、膝周囲の痛みとして出現する大腿神経痛（主にL3/4椎間板ヘルニア、あるいはL4/5外側椎間板ヘルニアによる**L4神経根**の障害）があることに注意が必要です。階段昇降で特に悪化せず、デスクワーク時に悪化する膝の痛みは、その可能性を疑いましょう。

● ヘルニア発生のリスクに、全身振動、時間に余裕がない労働環境、喫煙、肥満などがある[135]。

● ヘルニアのうち6割は自然に消退する[135]。大きく飛び出した(脱出した)遊離型は急性期の数週はとても痛いが、1カ月を超えると改善の兆しが出て、3カ月後には自然経過でほぼ改善する。

腰痛が先行し、下肢痛が強い症例ほど早くよくなる

遊離(脱出)型ヘルニア

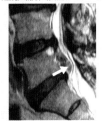

ヘルニアは消失!

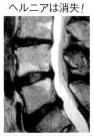

発症時 2〜3週はとても痛い	1カ月 楽になってきた	2カ月 だいぶ楽になった	3カ月 ほぼよくなった

● 手術の絶対適応は、排尿排便の障害が出た場合(膀胱直腸障害は、馬尾症候群とも呼ばれ、回復には可及的早期の緊急手術が必要)。足首の動きが著明に悪くなった場合等の麻痺も早期手術が有利。一方、遊離型の場合、麻痺が出ていてもある程度動いていれば、改善する可能性が高い。

● 保存療法としては、自然経過での改善に期待しつつ、薬物療法とブロック療法で疼痛コントロールするのが一般的。

● 急性期、痛みが顕著な場合は、椎間板の脱出に伴う炎症性物質を抑える目的で、侵害受容性(炎症性)疼痛に対するNSAIDs〔➡P18〕が適応となる[23]。

● ジンジン・ビリビリといった痛み・しびれ(主に坐骨神経痛)に対しては、神経障害性疼痛に対する第一選択薬のプレガバリン(リリカ®)かミロガバリン(タリージェ®)が適応となる。初期の段階で3〜4割に眠気・浮動性めまいが出現するため、2週は少ない量を夕食後から服用するのがお勧め。その後、徐々に増量するとよい。1割弱に体重増加を認める。

● これらの効果が乏しい場合は、慢性腰痛に適応があり、神経障害性疼痛にも有用なデュロキセチン(サインバルタ®)が処方される場合もある。

● 一般的に行われるブロック療法は、仙骨硬膜外ブロックと神経根ブロックがあり、少なくとも短期的には奏効しやすい[135]。

● 大きさは小さくても、神経根の近傍に位置するヘルニアは、脱出した大きなヘルニアタイプよりもかえって長引きやすい。

● 神経根ブロックの効果が1日持たない場合は、侵襲的な治療が検討される。

● 手術の手前の治療として、椎間板にコンドリアーゼという酵素入りの注射(ヘルニコア®)を注射することで、ヘルニアの成分である髄核を溶かす治療がある(**椎間板内酵素注入療法**)。

● 九州労災病院の今村寿宏先生によるヘルニコア®治療による12例の就労復帰状況は、25%は術後1週間内に罹病前の就労状況に復帰したが、術後3カ月における就労復帰は67%であり、約33%はその後に内視鏡下椎間板摘出術等を行っていた(第15回日本運動器疼痛学会で発表)。

● 近年、**内視鏡下椎間板摘出術**は、広く行われるようになり、関東労災病院の唐司寿一先生の32例の検討では、術後3カ月以内に大幅にプレゼンティーズムが改善した(第30回日本腰痛学会で発表)。

● 手術により9割以上の人が改善。低侵襲の手術のほうが職場復帰までの期間が短い[135]。主な合併症:感染 約1%、神経症状の悪化 0.2〜0.3%など(施設により提示される数字は多少異なる)。ヘルニア再発により再手術となる累積率は、手術後1年:0.5〜4%、2年:1.6〜9.6%、術後5年:1.5〜8.5%とされ[135]、喫煙と糖尿病は再発リスクを高める[135]。

● 術後、腰痛保護ベルト(あるいはコルセット)の数カ月装着が指示されることが多いが、そのエビデンスは明確ではなく、術直後から過度に活動性を低下させる必要はない[135]。

● 再発予防に向けては、ハリ胸プリけつ〔➡P52〕とこれだけ体操の習慣化を徹底する。フィジカルワーカーに対しては、P38に示したボディメカニクスのポイントを教育したうえで、主治医および担当理学療法士の意見と連携し、段階的な作業復帰が無難である。デスクワーカーに対しては、座位での骨盤前傾および腰椎前弯サポート〔➡P33〕とこまめにブレイクし、これだけ体操を行うよう指導する〔➡P33〕。術後1カ月以降に開始するリハビリテーションプログラムは、再就労を促進する[135]。

● その際、恐怖回避思考〔➡P9〕に陥らないよう教育・指導することも重要。

● 職場復帰率に負の影響を与える因子に、術前休職期間が長い、喫煙、高齢、精神疾患の併存などがあり[135]、患者と医療サイドへ積極的に働きかける復職指導は就業率向上に有効[135]。

Q44 腰部脊柱管狭窄症の社員に対し、留意することは?

A. 立ち仕事や外回りなどの歩行量が多い仕事の場合は、生産性が低下する可能性が高まります。一方、デスクワーク、車の運転、自転車での移動では、生産性が低下しない可能性が高いです。両脚のしびれや肛門周囲の灼熱感は、手術治療を検討したほうがよい症状です。

　まずは、腰部脊柱管狭窄症について、基礎知識を理解しましょう。

　主に腰骨（腰椎）の加齢変化（変性性腰椎症、腰椎変性すべり症、腰椎変性側弯症、椎間板変性など）に伴い、腰の神経（馬尾および神経根）の通り道（脊柱管および椎間孔部）が狭くなって神経が絞扼を受けたことに起因する症候群です。**高齢**の方で、背筋が伸びた姿勢になる立ちっぱなし（電車通勤時や台所仕事時など）や歩行中に脚の痛みやしびれが生じ、腰が少し前かがみになる横向きで寝ているとき、自転車に乗っているときは楽であるといった場合は本症が疑われます。背筋を伸ばした姿勢では、腰の神経が強く圧迫され神経の血液循環が悪くなりますが、逆に少し前かがみになると神経の圧迫が減るからです。特に、歩行中に症状が悪化し一時的に歩けなくなり、前かがみ姿勢で少し休むと再び歩きだせることを**間欠跛行**と呼び、本症に特徴的とされています。

　我が国では高齢者雇用の増加が見込まれるため、産業衛生スタッフも今後は本症について知っておく必要があるでしょう。

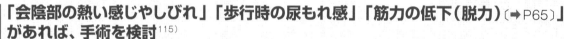

「会陰部の熱い感じやしびれ」「歩行時の尿もれ感」「筋力の低下（脱力）〔➡P65〕」があれば、手術を検討[115]

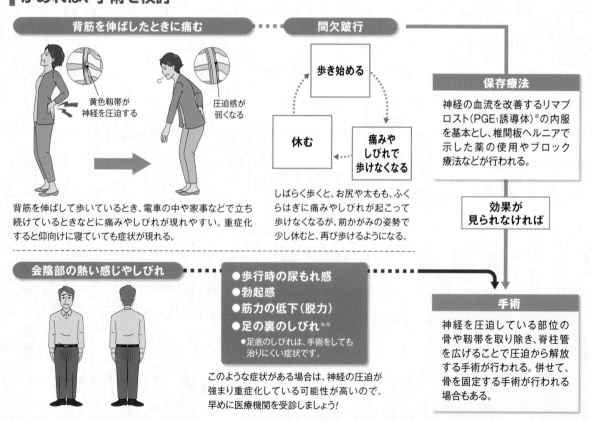

背筋を伸ばしたときに痛む

黄色靱帯が神経を圧迫する

圧迫感が弱くなる

背筋を伸ばして歩いているとき、電車の中や家事などで立ち続けているときなどに痛みやしびれが現れやすい。重症化すると仰向けに寝ていても症状が現れる。

間欠跛行

歩き始める → 痛みやしびれで歩けなくなる → 休む →（歩き始める）

しばらく歩くと、お尻や太もも、ふくらはぎに痛みやしびれが起こって歩けなくなるが、前かがみの姿勢で少し休むと、再び歩けるようになる。

保存療法

神経の血流を改善するリマプロスト（PGE₁誘導体）※の内服を基本とし、椎間板ヘルニアで示した薬の使用やブロック療法などが行われる。

効果が見られなければ

会陰部の熱い感じやしびれ

- 歩行時の尿もれ感
- 勃起感
- 筋力の低下（脱力）
- 足の裏のしびれ※※
  - 足底のしびれは、手術をしても治りにくい症状です。

このような症状がある場合は、神経の圧迫が強まり重症化している可能性が高いので、早めに医療機関を受診しましょう!

手術

神経を圧迫している部位の骨や靱帯を取り除き、脊柱管を広げることで圧迫から解放する手術が行われる。併せて、骨を固定する手術が行われる場合もある。

※リマプロストは、「歩くと両方の脚がしびれてくる」といった、まだ重症化していない馬尾症状に特にお勧めです[136)137)]。ただし、すぐに効果が出るわけではなく、効果の判定には6〜8週待ってください。

※※「安静時のしびれ」ともいわれる足底の異常感覚（砂利を踏んでいる感じ、膜が1枚かぶっている感じなど）は、治療抵抗性で手術治療をしても改善しにくく、手術後の満足度が低くくなる代表的な予測因子でもあります[138)139)]。

● ヘルニアと同様、画像上の狭窄所見があっても無症候性の場合が少なくない[29]。

● 手術の絶対適応は、排尿排便の障害が出た場合（馬尾症候群）であり、足首の動きが著明に悪くなった場合等の麻痺も早期手術が有利であることは椎間板ヘルニアと同じ。一方、ヘルニアと比べ急性発症例は稀。

● 保存療法としては、薬物療法とブロック療法が主軸[136]。

● 神経組織の血流を改善する目的で、特に両下肢にしびれがある場合、リマプロスト（オパルモン®）が第一選択薬である[136]。下肢痛に対しては、NSAIDsにミロガバリンを併用したほうが、治療成績がよいことが報告された[140]。NSAIDsの長期服用は、避けたほうが望ましい〔➡P18〕。ノイロトロピン®や、牛車腎気丸あるいは八味地黄丸が用いられることもある。

● 一般的に行われるブロック療法は、仙骨硬膜外ブロックと神経根ブロックがあり、少なくとも短期的には奏効しやすい[136]。

● 近年、理学療法士が指導する適切な運動療法が有用であり[141]、手術への移行率を減らすことが報告されている[142]。

● すべり・側弯症があると、下肢痛が再燃しやすい[143]。よって、症状が緩和したとしても、積極的にインナーマッスルを鍛えたほうがよい〔➡P57上〕。

● 馬尾徴候（両下肢のしびれ、会陰部の熱い感じやしびれ、歩行時の尿もれ感、勃起感）は、一時的に症状が改善したとしても、人生100年時代を乗り切るために、中長期的には手術治療を検討したほうがよく[143][144]、脊椎脊髄病の見識の高い専門医（脊椎脊髄外科指導医等）を主治医とすることがお勧め。

● 手術治療は、神経組織の圧排を解除する除圧術と、脊柱の安定性を図る固定術があり、一般的に、すべり・側弯症を伴う場合に、除圧術に固定術（インストルメンテーションと

いうスクリューやロッドといったチタン合金が使われる場合が多い）が併用される。

● 椎間板ヘルニアと同様、内視鏡手術の普及により、侵襲の少ない方法が選択されることが増えつつある。それにより、背筋の損傷と術後の痛みが少なくなる。

● 主な合併症：感染 約1～2％、神経症状の悪化1％未満、再治療が検討される隣接椎（除圧や固定を行った隣）の障害中長期的に約10％（施設により提示される数字は多少異なる）。

● 肥満、喫煙、インスリン使用は、手術の成績に負の影響を与える可能性がある[136]。

● 術後、腰痛保護ベルト（あるいはコルセット）の数カ月装着が指示されることが多いが、そのエビデンスは明確でない。

● フィジカルワーカーに対しては、P38に示したボディメカニクスのポイントを教育したうえで、主治医および担当理学療法士の意見と連携し、段階的な作業復帰が無難であることは、椎間板ヘルニアと同様である。特に、固定術を併用した場合、無防備にかがめるといった腰の動かし過ぎは、移植した骨の癒合を阻害するため、主治医に意見を求めたうえで、3～6カ月は、そのような作業形態の重労働は控える必要がある。デスクワーカーに対しては、術後早期の職場復帰が可能であるが、術後まもない時期においては、全身麻酔の影響等による疲労に配慮した段階的復帰やテレワークを考慮する。

● その際、恐怖回避思考〔➡P9〕に陥らないよう教育することも重要。

● 手術後は、ハリ胸プリけつ、これだけ体操、貯金のエクササイズおよび**いきいき健康体操**を推奨する〔➡P52、53、57、63〕。

● ロコモ、サルコペニア、フレイル、骨粗鬆症〔➡P70～73〕の予防を積極的に行う。腰部脊柱管狭窄症は、これらのリスク因子だからである。

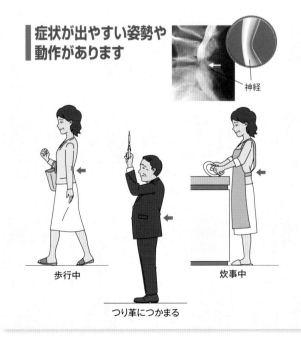

症状が出やすい姿勢や動作があります

神経

歩行中

つり革につかまる

炊事中

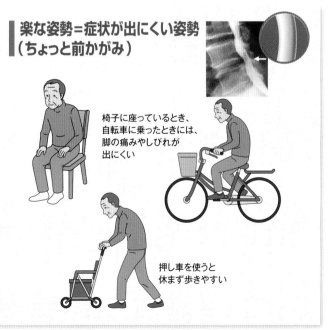

楽な姿勢＝症状が出にくい姿勢（ちょっと前かがみ）

椅子に座っているとき、自転車に乗ったときには、脚の痛みやしびれが出にくい

押し車を使うと休まず歩きやすい

Q45 ロコモ、サルコペニア、フレイルの関係、およびその対策のポイントは?

A. 身体的フレイルに、サルコペニアとロコモが含まれます。ロコモ度1は、サルコペニアとフレイルをおおむね含有するため、ロコモ度1を予防することが重要です。

ロコモ、サルコペニア、フレイルに加え骨粗鬆症は、シニア労働者が増加しつつある現在、加齢とともに生活習慣が影響する「腰痛の個人的要因」と位置付けることができます〔➡P30〕。以下、これらの基礎知識を理解しましょう。

ロコモティブシンドローム（運動器症候群。以下、ロコモ）

ロコモは、2007年に日本整形外科学会が提唱した概念で、運動器障害に伴い「立つ」「歩く」といった移動機能が低下し、要介護リスクが高くなる状態を意味しています。

ロコモ度の詳細については、ここでは提示しませんが ①**ロコモ25**（身体の痛み、日常生活の困難さ、運動器の身体状態の程度の25項目の質問を点数化して、将来、ロコモになる危険度を判定する自記式調査票）②**立ち上がりテスト** ③**2ステップテスト**（最大2歩幅を身長で除した値）から判断され、①〜③のいずれか1つでも基準値より悪ければ、ロコモ度1あるいはロコモ度2と判定されます。2020年には、より重いロコモ度3が追加されました。

一般勤労者にも潜在するロコモ度1の判定基準は、立ち上がりテストが**片脚で40cmの高さ**（標準的な椅子の座面の高さ）から立ち上がれない、あるいは2ステップテストが**1.3未満**であることは覚えておきましょう。ロコモ度1の人は40歳以上で我が国に4,590万人いると推定されています[145]。一方、膝痛がある場合を含め整形外科外来へ通院中のシニア層は、椅子（約40cm）からの片脚立ち上がりができない人が多く、その場合、後述するサルコペニアの診断基準においても採用されている**5回椅子立ち上がりテスト**で下肢筋力を主とする身体機能を推定するとよいでしょう。

■片脚立ち上がりテスト

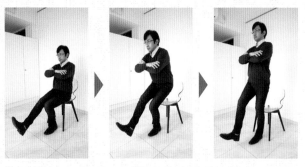

椅子に両腕を組んで腰を掛け、反動をつけずに立ち上がります。そして3秒間、立った状態をキープします。両脚ともトライします。

※キャスター付きではない安定した椅子で行うこと

■椅子立ち上がりテスト

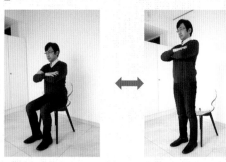

椅子に浅く座り、両腕を胸の前で組みます。
膝を伸ばし、姿勢よく立ち上がってから座ります。
椅子片脚立ち上がりテストで、ほとんどお尻が浮かないような人は、そのまま続けると危ないので、こちらを行い、サルコペニア疑いとなる5回が12秒以上かからないかを判断します（**5回椅子立ち上がりテスト**）。
また、30秒で15回、つまり1秒で立って1秒で座ることをリズミカルにできることを、将来要介護にならない基準とするとよいでしょう。

サルコペニア

サルコペニアという用語は、加齢に伴う骨格筋量の減少を示すもので、1989年にRosenburgが提唱した造語です。元来は骨格筋量の減少のみを表す用語でしたが、2010年のヨーロッパワーキンググループ（EWGSOP）による診断基準、2014年のアジアワーキンググループ（AWGS）による診断基準では、いずれも骨格筋量の低下と筋力低下の両者を兼ね備える場合にサルコペニアと定義されました。近年は、重度サルコペニアとして、低骨格筋量＋低筋力に加え、低身体機能がその評価として重要視されています。

簡便なスクリーニングとして**指輪っかテスト**[146]があり、また、低筋力の代表値として握力が男性では**28kg**未満、女性では**18kg**未満、低身体機能の代表値として5回椅子立ち上がりテストでの秒数において**12秒**以上があり、これらのどちらかが該当すれば、サルコペニア疑いとなります[147]。なお、骨格筋量の要素は含まず、筋力低下のみで判定される概念が**ダイナペニア**であり、霜降り肉的な骨格筋内脂肪（非収縮要素）が増加した状態、言い換えれば、筋質が低下したと考えられています。ダイナペニアも含め、転倒、要介護、死亡リスクの上昇といった有害健康転帰に関連するとされています。なお、サルコペニアは世界標準の病名でもあります。

▌指輪っかテスト

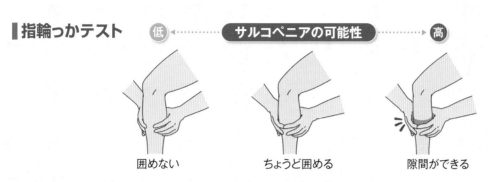

低 ◀········ **サルコペニアの可能性** ········▶ 高

囲めない　　　　ちょうど囲める　　　　隙間ができる

Ishii S, et al. Development of a simple screening test for sarcopenia in older adults. Geriatr Gerontol Int: Suppl 1, 2014[146]

▌AWGS 2019によるサルコペニア診断基準[147]
▌AWGS：Asian Working Group of Sarcopenia

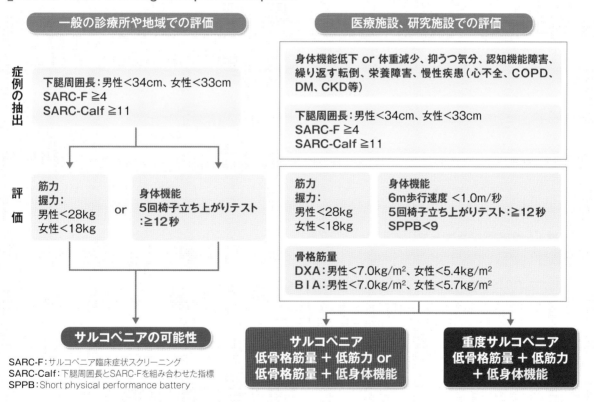

SARC-F：サルコペニア臨床症状スクリーニング
SARC-Calf：下腿周囲長とSARC-Fを組み合わせた指標
SPPB：Short physical performance battery

┃フレイル

　海外の老年医学の分野で使用されている、「虚弱」「老衰」「脆弱」といった意味の英語である「Frailty（フレイルティ）」が語源となり、2014年に日本老年医学会が提唱した概念です。加齢に伴い生理機能が減少し、様々なストレスに対する脆弱性が亢進した状態であるものの要介護に至る前段階とされ、可逆性を有します。

　フレイルには、身体的、心理・精神的、社会的な要素が含まれますが、身体的フレイルは、いわゆる運動器の機能低下を示すものであり、前述したサルコペニアは身体的フレイルの一構成要素であり、個人的な見解としては、ロコモおよび口腔機能低下に伴うオーラルフレイルもその一構成要素と考えています〔➡P72上図〕。なお、日本医学会連合の「領域横断的なフレイル・ロコモ対策の推進に向けたWG」は、運動器が原因の身体的フレイル≒ロコモ度3とする考え方を示しています。

　心理・精神的フレイルには軽度の認知機能低下や老年性のうつ状態が包含され、社会的フレイルは、アクティブシニアではない男性高齢者に生じやすい独居による閉じこもり等を指します。これらフレイルの各要素はそれぞれ独立した概念ではあるものの、互いに関連し合いながら転倒、基本的日常生活動作、手段的日常生活動作、要介護、再入院、死亡といった有害な健康転帰を招くと考えられています。

　2020年4月1日からは、75歳以上の方を対象とした「フレイル健診」がスタートしました。

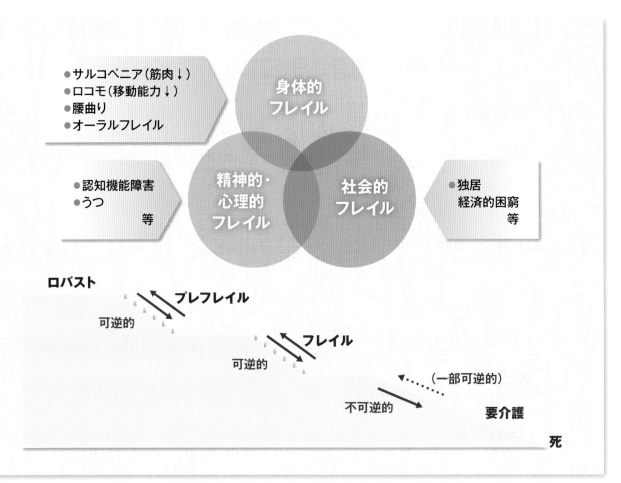

ロコモ度1とサルコペニアとフレイル

　ロコモ度1は、サルコペニアとフレイルをほぼ包含している可能性が示唆されています[148]。ですので、勤労世代に対して、ロコモ度1にならない予防的な介入が重要です。職場での「いきいき健康体操」〔➡P63〕のルーチン化は、その対策として有用と考えられます。

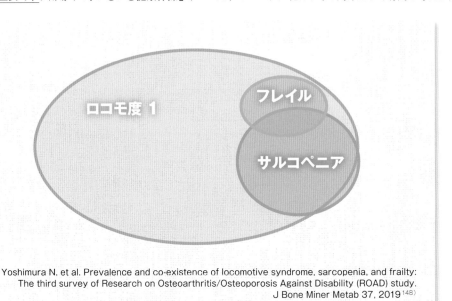

Yoshimura N. et al. Prevalence and co-existence of locomotive syndrome, sarcopenia, and frailty:
The third survey of Research on Osteoarthritis/Osteoporosis Against Disability (ROAD) study.
J Bone Miner Metab 37, 2019[148]

骨粗鬆症リテラシーも高めよう！

日本の骨粗鬆症患者数は1,280万人と推定されていますが[149]、骨粗鬆症に伴う骨折では背骨が最も多く、病院を受診する骨粗鬆症性椎体骨折（いわゆる圧迫骨折）の2倍くらい不顕性の骨折（いつのまにか骨折）の人がいる[150][151]ともいわれています。骨粗鬆症には、加齢、女性ホルモン低下、不活動や普段の食事でのビタミンD摂取不足等に伴う原発性骨粗鬆症と、続発性骨粗鬆症があります。後者で有名なものとして、**ステロイド使用**（薬剤性）や**副甲状腺機能亢進症**（内分泌疾患）があります。いわゆる生活習慣病の範疇といえる**糖尿病**と動脈硬化および高齢者に多い**慢性腎不全**では、骨密度が正常であっても、全身性のコラーゲンの老化が進んでしまった骨質の低下による骨粗鬆症状態で骨折リスクが高まっているので注意が必要です。健診での検査結果が、HbA1cが7.5以上[152]、eGFRが60未満では、骨質の低下が潜在する可能性も危惧されます。COPD（慢性閉塞性肺疾患）も骨質低下をもたらすとされています。なお、これらは、骨質のみならず筋質も劣化させることがわかっています。

さて、なぜ、骨粗鬆症の評価が大切なのでしょうか？

骨粗鬆症は転倒すると骨折するリスクが高く、そのことにより要介護のリスクが高まってしまいます。続発的に死亡リスクも高まります。一方、骨粗鬆症に対する薬物治療は、多くのエビデンスが集積されており、ガイドラインにおいてエビデンスレベルの高い推奨度Aの治療薬が複数存在します。それらの適切な使用により骨折予防に対し大きく寄与することが明白です。言い換えれば、有力な武器があるということですので、女性は50歳、男性は60歳になったら、骨粗鬆症の検診を定期的に行うことが推奨されます。DEXA（デキサ）法による太ももの付け根（大腿骨）での値が、最も将来の骨折リスクを予測します。

また、骨粗鬆症とサルコペニアは相互に関連が強く、両者ともに有用なレジスタントトレーニング（筋トレ）と栄養指導（指導書は特典で）に関しても適切に行われることが求められます。筋トレに関しては、「**いきいき健康体操**」（➡P63）のメニューにある、スクワット、フロントランジ、カーフレイズが基本となります。また、「いきいき健康体操」は、筋トレとともに、これだけ体操、肘肩ぐるぐる体操を含むストレッチング、そして複数のバランス運動から構成されています。このような**マルチコンポーネント運動（マルチコ運動）**の週3回の実践は、WHO（世界保健機関）の「身体活動・座位行動ガイドライン」で推奨されており、本邦においても確実にシニア層の転倒リスクを下げることがわかってきています。

■ 骨粗鬆症に対する薬物治療の開始基準

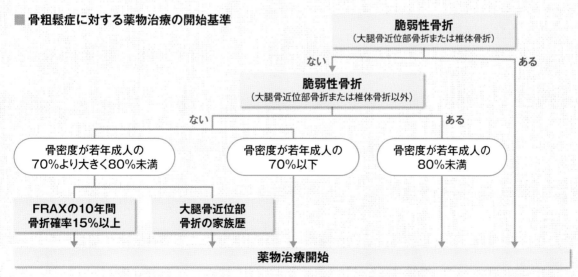

骨粗鬆症の予防と治療ガイドライン 2015年版[149]より引用改変

安全衛生の観点からは、中央労働災害防止協会の「エイジアクション100」を活用するとよいでしょう。

Q46 ついでに、肩こりのリスク因子と対策も教えてください。

A. 下向きや頭が前のめりで肘が曲がり過ぎた状態でのデスクワーク、抑うつと短い睡眠時間がリスク因子として挙げられ、リスク因子の改善を行いつつ、「肘肩ぐるぐる体操」から始めましょう。

　肩こりは、腰痛と比較し、明らかに女性に多いことがわかっており、PMS（月経前症候群）の症状であるように女性ホルモン（エストロゲン）が影響する[153]といわれています。

　一方、首こり肩こりの多くは、僧帽筋という首〜肩甲骨のアウターマッスルの過剰な緊張に起因します。その主因は、下向き[153]や頭が前のめりで肘が曲がり過ぎた状態でのデスクワークをはじめとする作業です。その**作業管理**としては、外付け画面台やアームレストの活用、キーボードを打つ際の肘の角度は**120°以上**、マウスの操作はできるだけ離れて行うこと（肘の角度は**約140°**）に留意します[154][155]。

　作業の合間に取り入れていただきたいエクササイズが「肘肩ぐるぐる体操」です。肩こりで悩む労働者に対するLINEによるモバイルサービスを用いた私たちの研究により、「肘肩ぐるぐる体操」や「これだけ体操」を含むエクササイズの習慣化の有用性が示されました[156]〔➡P82〕。また、上半身の筋トレは推奨されていますので、筋量が少なく筋力に自信がない人は取り入れるとよいでしょう[157]。

　周囲のサポート不足と抑うつは、運動不足とともに、女性を加えた多変量解析において重度の肩こりの関連因子であること[158]、さらには、仕事中の抑うつ経験と睡眠時間5時間未満が重度な肩こり発生の危険因子であること[159]が、私が主導した日本人労働者の疫学研究でわかっています。そのため、心理社会的ストレスによる交感神経活動の亢進に伴う筋緊張・筋血流不足も関係すると考えられます。また、短い睡眠時間は、痛みの過敏化につながります[108]。よって、これまで腰痛対策として述べてきた対策が、肩こりの予防・改善にも役立つでしょう。

▌肘肩ぐるぐる体操

肩甲骨を動かすには、小さく前へならえの姿勢から手のひらを上に向け、手を横に開きながら胸を張り、胸を高い位置にします〔➡P95〕。そして、肩に指先を近づけ、肘を左右に開き、大きく円を描くように後ろに回します。

肩に指先を当てるように置き、肘で大きく円を描くように回し、肩甲骨が動いていることを感じる

腰痛ケア.COM
肘肩ぐるぐる体操

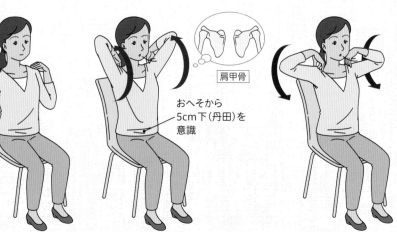

おへそから
5cm下（丹田）を
意識

肩甲骨

※後ろ回しが不快な人は、前回しを多めに行ってみましょう。

Q47 主治医との連携および両立支援での留意点はありますか?

A. 職務内容が想定しやすいよう、具体的な作業場所や作業内容を記載しましょう。そして、守りの姿勢に徹することなく、仕事へ積極的に参加するための努力を惜しまないことです。

慢性腰痛による休業が長期化していたり、休復職を繰り返す場合は、背景に労働者の心理社会的要因やメンタルヘルス不調が隠れていることも考慮し、整形外科だけでなく必要に応じて心療内科・精神科等の診療科への受診推奨を考慮しましょう。主治医に意見書を求めたい場合には、勤務情報提供書〔➡P78〕を記載し主治医へ適切な情報提供を先に行う必要があります。職務内容が想定しやすいよう、下表のような具体的な記載を、職務内容（作業場所・作業内容）のカッコ内に記載しましょう。

■ 作業内容の伝え方

悪い伝え方の例	よい伝え方の例
重量物取り扱い作業	介護福祉士で、利用者さんの移乗など重量物を取り扱うことが多い。
車両運転作業	夜間帯に大型トラックを長距離運転する。
情報機器作業	テレフォンアポインターで、顧客情報をPC上に入力および管理している。苦情処理などストレスも多い。

対象者に心理社会的ストレス（人間関係、給与・待遇、業務内容、業務量、勤務時間など）がある場合には、その他特記事項へ追記すると、主治医側にとって有用な情報になる可能性があります。

さらにその他特記事項は、**「禁忌事項だけではなく、仕事へ積極的に参加することに向けた配慮事項をご教示いただけるなら幸いです」**と記載するとよいでしょう。

外部資源としては、各都道府県単位にある産業保健総合支援センター（**さんぽセンター**）にコンタクトし、**両立支援促進員**と連携するのはよい選択肢です。

必要であれば、仕事の強度および作業内容や作業時間の一時的な変更（以下参照）を考慮し、**可能な範囲で仕事を続けるように助言**することが、腰痛を長引かせないためにも大切です。

① **身体的な負担を減らすために、業務内容または作業環境を変更する**
　例）手で持ち上げる作業を減らす、座業を与える、荷物の重さを減らす、仕事のペース・頻度を減らす、同僚が手助けする、職務範囲の拡大（多様な業務を追加する）

② **作業形態を変更する**
　例）開始・終了時間を柔軟に設定する、業務時間・日数を減らす、休憩時間を増やす、段階的に仕事に復帰する（達成可能なレベルから開始しつつ一定のノルマを徐々に増やす。あるいは勤務時間を一時的に減らす）

③ **業務内容を変更する**
　例）運転が難しい場合や公共交通機関を使用できない場合の移行期間中は在宅勤務を許可する。可能な範囲で、腰痛を伴いそうな業務を、理解を得たうえで別の従業員と一時的に交替する。

④ **作業の柔軟性確保**
　例）毎日仕事を始める前に同僚とともに1日の計画立案のミーティングを開き、達成可能な目標設定をする。希望があれば診察を受ける時間も提供する。

⑤ **時間管理を心がける**
　例）長時間一気に作業せず、**これだけ体操**を小休止時のルーチンとし、1回の回数は少なくてよいのでこまめに実施する。

"治療と仕事の両立支援"とは

> 病気を抱えながらも、働く意欲のあるひとが、<u>治療のみを優先して仕事を断念することなく、仕事を理由に治療の機会を逃すことなく</u>、治療と仕事を両立しながら生き生きとワークライフバランスを実現できるようサポートする取組みです。

労働人口の高齢化、医療の進歩に伴い、病気を抱えながらも、働く意欲・能力のある労働者へのサポートが求められるようになりました。がん、脳卒中、心疾患、糖尿病をはじめとする反復・継続して治療が必要となったひとが、治療と仕事を両立できるよう支援することは社会全体にとって重要なことです。そして、治療と仕事を両立できる社会の実現は、**働く人々のみならず、その同僚や家族を含めたすべての人々にとっても大切なこと**です。

"治療と仕事の両立支援"の取組みは、**「働き方改革」**の重要な柱で、大企業・中小企業部門とも**健康経営優良法人の認定基準**にも含まれており、その実践は、超高齢化と生産年齢人口の減少が進む我が国において、<u>企業イメージの向上や人材の確保・定着等につながります</u>。

しかし、実際に"治療と仕事の両立支援"を進めていくうえで、**「自分の会社は具体的に何をすればよい？何ができていない？何から手をつければよい？」**と感じている方が多いのではないでしょうか。

そこで、"治療と仕事の両立支援"の実践へ向けて、<u>自社の強みと改善すべき点を把握できる</u>**チェックリスト**(会社の*"治療と仕事の両立支援"*チェック・ベスト11)を作成しました。

右頁のチェックリストは、以下の3点を重要視しています。

☑ 反復・継続して治療が必要となる疾病（がん、脳卒中、心疾患、糖尿病、肝炎、難病など）にかかっても、治療と仕事の両立が可能であること、そして、そのために活用できる制度があることを、<u>社員に対し周知</u>しておくこと

☑ 病気を早期発見できれば、その後の治療による身体への負担と仕事への影響をより少なくできる可能性があり、常日頃から社員が<u>健康への関心</u>を持つこと

☑ 病気になった当事者だけでなく、「困った時はお互い様」精神とともに、一時的に業務の負担が増える可能性のある**周りの社員への配慮**も必要であること

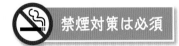 禁煙対策は必須　　定期健康診断と事後措置※の実施は基本！

※健康診断結果に関する医師の意見聴取や就業上の配慮等のこと

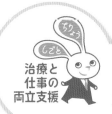

会社の"治療と仕事の両立支援"チェック・ベスト11^{イレブン}

| 1 | 社員の健康確保が会社にとって重要だということを経営方針等で宣言している | ☐ |

| 2 | 病気を治療しながら柔軟に働ける制度（テレワーク、時差出勤、フレックスタイム、短時間勤務、時間単位の有給休暇の少なくともいずれか）がある | ☐ |

| 3 | 治療と仕事の両立のための病気休暇制度、休職制度があることを社員に伝えている | ☐ |

| 4 | 病気を抱える社員に対し、就業中の時間の使い方や場所に配慮（休憩室・休養室や保健室の活用、頻回なトイレ等）している | ☐ |

| 5 | 治療と仕事の両立に関する相談窓口があり、かつ社員に周知している | ☐ |

| 6 | 休職を経て復職する社員の職場復帰に関する支援のプラン（職場復帰支援プラン）を作成し実行している | ☐ |

| 7 | 法定の健康診断を定期的に実施し、がん検診の受診についても積極的に受けられるよう（時間的、金銭的）配慮している | ☐ |

| 8 | 事業所内（屋内）の全面禁煙や空間分煙（喫煙専用室の設置等）などの受動喫煙対策を実施 している | ☐ |

| 9 | 社員の健康づくりを積極的に進め、勤務時間内に体操を行ったり身体活動を高める工夫をしている | ☐ |

| 10 | 治療と仕事の両立のために、病気を抱える社員本人と人事・労務担当者や産業医等が連携し、勤務情報を主治医に提供する体制がある | ☐ |

| 11 | 健康情報を含む個人情報の取り扱いについてルールがある | ☐ |

詳細は 治療と仕事の両立支援チェック 検索

https://ryoritsu-check.work/

厚生労働省労災疾病臨床研究事業費補助金「企業における事業場内外の産業保健スタッフと医療機関の連携に関する研究」で著者らが制作した
治療と仕事の両立支援 チェック（https://ryoritsu-check.work）簡易版より

勤務情報を主治医に提供する際の様式例

（主治医所属・氏名）　先生

今後の就業継続の可否、業務の内容について職場で配慮したほうがよいことなどについて、先生にご意見をいただくための従業員の勤務に関する情報です。

どうぞよろしくお願い申し上げます。

従業員氏名		生年月日	年　　　月　　　日
住所			

職　　種	※事務職、自動車の運転手、建設作業員など		
職務内容	（作業場所・作業内容） [　　　　　　　　　　　　　　　　　　　　　　　] □体を使う作業（重作業）　　□体を使う作業（軽作業）　　□長時間立位 □暑熱場所での作業　　　　　□寒冷場所での作業　　　　　□高所作業 □車の運転　　　　　　　　　□機械の運転・操作　　　　　□対人業務 □遠隔地出張（国内）　　　　□海外出張　　　　　　　　　□単身赴任		
勤務形態	□常昼勤務　　□二交替勤務　　□三交替勤務　　□その他（　　　　　　）		
勤務時間	___時___分 ～ ___時___分（休憩___時間。週___日間。） （時間外・休日労働の状況：　　　　　　　　　　　　　　　　　　　　） （国内・海外出張の状況：　　　　　　　　　　　　　　　　　　　　　）		
通勤方法 通勤時間	□徒歩　　□公共交通機関（着座可能）　　□公共交通機関（着座不可能） □自動車　□その他（　　　　　　　　　） 通勤時間：（　　　　　　　　　　　　）分		
休業可能期間	___年___月___日まで（_____日間）（給与支給　□有り　□無し　傷病手当金●%）		
有給休暇日数	残_____日間		
その他 特記事項			
利用可能な 制度	□時間単位の年次有給休暇　　□傷病休暇・病気休暇　　□時差出勤制度 □短時間勤務制度　　　　　　□在宅勤務（テレワーク）　□試し出勤制度 □その他（　　　　　　　　　　　　　）		

上記内容を確認しました。
　　令和　　　年　　　月　　　日　　　（本人署名）_____

　　令和　　　年　　　月　　　日　　　（会社名）_____

厚生労働省 事業場における治療と仕事の両立支援のためのガイドライン 令和4年3月改訂版 P13

Q48 健康経営の観点での腰痛・肩こり対策は?

A. ヘルスリテラシーの向上とエクササイズの紹介を兼ねたセミナーの実施、アプリや動画コンテンツの利用が挙げられます。

令和4年度の健康経営度調査の中に、**ヘルスリテラシーの向上**、および**生産性低下の防止**に、肩こり・腰痛の記載があります。ヘルスリテラシーの向上としては、肩こり・腰痛のみならず、関連のあるメンタルヘルス、運動推奨、食生活・栄養、睡眠、さらにはその他として、ロコモ・サルコペニア・フレイルについて教育セミナーを、本書を参照し、分割して行うとよいでしょう。アプリについては、Q50〔➡ P82〕で紹介します。

目標指標として、**アブセンティーズム**、**プレゼンティーズム**および**ワーク・エンゲイジメント**(WE:活力、熱意、没頭から構成)[160]の測定方法や経年変化も、具体的に問われるようになりました。アブセンティーズムを伴う腰痛は、介護職や小売業、製造業といった一部の業種に偏りますが、肩こりとともに腰痛によるプレゼンティーズムによる労働損失は大きいです〔➡ P4〕。ですので、積極的な肩こり・腰痛対策の実践は、プレゼンティーズム軽減対策として理にかなっています。一方、**ワーカホリック**(WH)が独立して仕事に支障をきたす腰痛の関連因子であり[161](島津明人先生との共同研究)、病院勤務職員699人を対象とした分析では、**WHが低くWEが高いと腰痛有訴が最も低く**、**WHが高くてもWEも高ければ腰痛有訴が低下する**ことが示唆されており[162]、WEを高める取組みが、メンタルヘルスのみならず腰痛対策につながりうるかもしれません。

私たちが開発した美ポジ®体操を職場のルーチンとして導入すると、WEにポジティブな影響を与えることを報告しています[163]。

■ワーク・エンゲイジメントの3要因

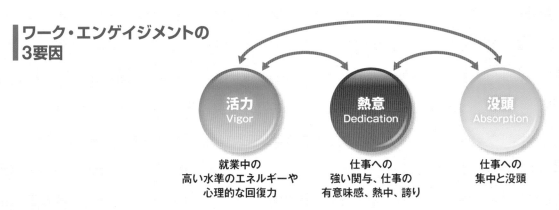

活力 Vigor	熱意 Dedication	没頭 Absorption
就業中の高い水準のエネルギーや心理的な回復力	仕事への強い関与、仕事の有意味感、熱中、誇り	仕事への集中と没頭

■職場での美ポジ体操によるワーク・エンゲイジメントの向上

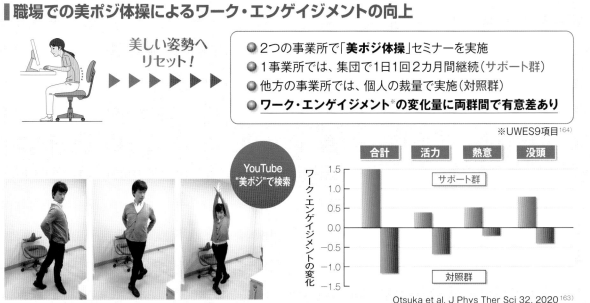

美しい姿勢へリセット!

- 2つの事業所で「美ポジ体操」セミナーを実施
- 1事業所では、集団で1日1回2カ月間継続(サポート群)
- 他方の事業所では、個人の裁量で実施(対照群)
- **ワーク・エンゲイジメント※の変化量に両群間で有意差あり**

※UWES9項目[164]

YouTube "美ポジ"で検索

Otsuka et al. J Phys Ther Sci 32, 2020[163]

➡ 美ポジ体操指導書は特典でご覧になれます。

Q49 セミナーによる効果を高める工夫は?

A. 保健師と人事担当者が連携し、社員の困りごとの実態・ニーズを簡易なアンケートで把握し、講師と共有します。そして、短時間で参加しやすい時間帯にセミナーイベントを設定し、参加の促進を図ります。

単にセミナーだけを開催しても、通常、プレゼンティーズムの改善といったアウトカムの改善にはつながりません。そのような中、保健師の白田千佳子さんが企画・推進された株式会社エクサの取組みからヒントを得ることができました。その手順は以下です。

① 健保からの次年度・保健事業費をどのように使うかを　人事　と　保健師　で相談
② 在宅ワークが多く腰痛・肩こり対策の一環ともなるので松平のウェビナーを企画
③　衛生委員会　にて出席者へ了解をとり参加を促進
④ 多くの人が参加できるよう、オンラインで短時間（30分）を2回開催として企画
⑤ 松平のウェビナーを案内する専用サイトを作成（人事担当＆保健師）
⑥ 社内イントラネットにて事前エントリー＆アンケート
⑦ エクサ社員により役立つ内容にするためアンケート内容を講師（松平）と共有

私は、簡易なアンケートで把握した社員の困りごと等の実態・ニーズを共有いただき、腰痛・肩こり×運動不足の解消に向けて、参加型の30分セミナーを以下の内容から構成しました。

● 肩こり対策として肘肩ぐるぐる体操
● 腰痛借金と、その対策（姿勢、これだけ体操、ハムストリングスストレッチ等）
● 運動不足対策（ウォーキング法、スクワット、いきいき健康体操）
● ビタミンDリテラシー

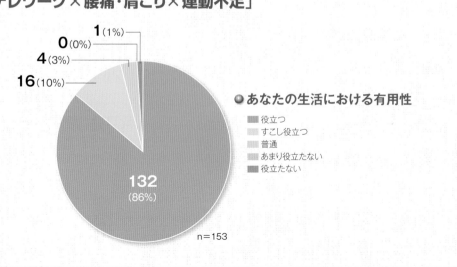

（株）エクサ産業保健師／人事共同企画・30分ウェビナー
「テレワーク×腰痛・肩こり×運動不足」

あなたの生活における有用性
- 役立つ
- すこし役立つ
- 普通
- あまり役立たない
- 役立たない

1 (1%)
0 (0%)
4 (3%)
16 (10%)
132 (86%)

n＝153

▌受講5カ月後アンケート

● 現在も何らかの取組みを続けていますか？

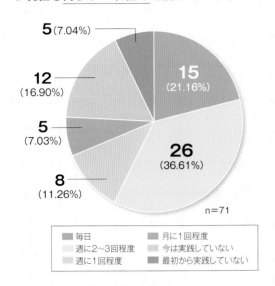

5 (7.04%)
12 (16.90%)
5 (7.03%)
8 (11.26%)
15 (21.16%)
26 (36.61%)

n＝71

■ 毎日　　　■ 月に1回程度
■ 週に2〜3回程度　■ 今は実践していない
■ 週に1回程度　■ 最初から実践していない

● 取組みが「仕事のパフォーマンス向上」に役立ちましたか？

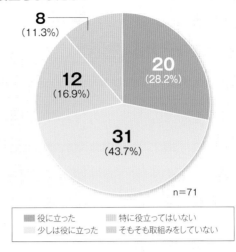

8 (11.3%)
12 (16.9%)
20 (28.2%)
31 (43.7%)

n＝71

■ 役に立った　　■ 特に役立ってはいない
■ 少しは役に立った　■ そもそも取組みをしていない

● 現在取組んでいることを教えてください（複数回答）

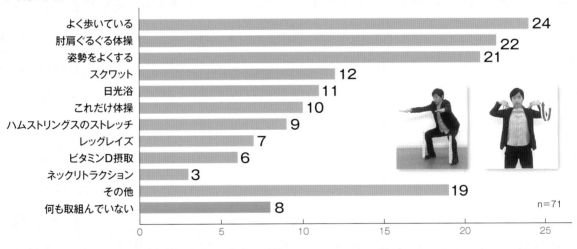

よく歩いている	24
肘肩ぐるぐる体操	22
姿勢をよくする	21
スクワット	12
日光浴	11
これだけ体操	10
ハムストリングスのストレッチ	9
レッグレイズ	7
ビタミンD摂取	6
ネックリトラクション	3
その他	19
何も取組んでいない	8

n＝71

● 取組みが続いている理由を教えてください（複数回答）

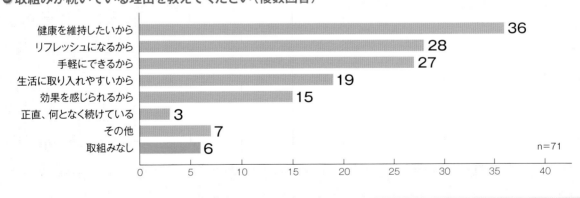

健康を維持したいから	36
リフレッシュになるから	28
手軽にできるから	27
生活に取り入れやすいから	19
効果を感じられるから	15
正直、何となく続けている	3
その他	7
取組みなし	6

n＝71

　その結果、セミナー直後の高い満足感のみならず、5カ月後のアンケートから、何らかの健康行動が高率に習慣化し、約7割が**「その後、仕事のパフォーマンス向上に役立った」**と回答しました[120]。その一人、Aさん（39）は「以前は3カ月に1度、整体に通っていましたが、体操を始めて行かずに済んでいます」と笑顔で語りました（2023年3月21日読売新聞夕刊医療面に取材記事が掲載）。

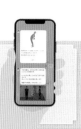

Q50 アプリや動画コンテンツの現状は?

A. 松平らは、検証を行いつつ、アップデートしています。

　松平が株式会社トラヴォスと共同開発したLINEによるモバイルガイドサービス**se・ca・ide**を用いて、2つの無作為化比較試験を行い、両者とも英文誌JMIR Mhealth Uhealthに掲載されましたので、そのサマリーを紹介します。

　①肩こり、あるいは肩こりと腰痛の両方の悩みを持つ労働者に、肘肩ぐるぐる体操、腰痛これだけ体操を含む5つのエクササイズメニューを、スマートフォンのチャットアプリ(LINE)を通じて、チャットボットが毎日決まった時間に運動方法を記載したメッセージをユーザーへ12週間にわたり送信する介入群と、普段から行われている職場体操の実践のみを対照群とした無作為化比較試験を行いました。介入群48名、対照群46名について分析した結果、介入期間中の継続使用率(3日に1回以上、チャットボットのメッセージにアクセスし、3週間連続でアクセスしなかった参加者を除外した割合)は92%と高率で、介入群の参加者は、対照群の参加者と比較して、肩こりと腰痛の両方の重症度に有意な改善がありました(オッズ比6.36、95%信頼区間2.57-15.73; p<.001)。12週間後の痛み・こりの改善に関する主観的評価では、介入群75%、対照群7%が改善を示しました(阿南伴美先生が、第96回日本産業衛生学会若手論文賞を受賞)[156]。

　②その後、動画コンテンツを加味した患者教育と運動療法のパッケージの有用性を、慢性腰痛のため、コロナ禍において薬物治療を受けている労働者を対象として検証しました。対照群は、それまでの薬物療法が継続されました。介入群は、毎日1~3分間程度の松平が臨床現場で特に有用と判断した6つのエクササイズメニュー〔→P63、もう1種は臥位でのトランクローテーション(おしぼり体操)〕とプチ・マインドフルネス(アーオーンー呼吸)〔→P36〕を、オリジナルの患者教育動画〔→P47〕とともに12週に渡りLINEでリモート提供しました。その結果、介入群では、12週後の腰痛の自覚的改善度に加え、恐怖回避思考(運動恐怖)と健康関連QOLが統計学的に有意に改善しました。また、12週の期間中、75%以上の日数でエクササイズ実施を達成した集団が50%以上とその継続(順守)率が高く、この集団を対象とした解析では、労働生産性の改善に加え、腰痛の程度と腰痛特異的QOLとも臨床的に意味のある改善が認められました(東京大学医学部附属病院からプレスリリース)[165]。

　以上の結果と現場のニーズを捉えつつ、腰痛の程度とタイプに応じた個別化プログラムや、痛み／自己効力感／体操の実行度などのセルフモニタリングを加えた新腰痛アプリ(**YO2 total care**)を、日本運動器科学会の学術プロジェクトとして松平と株式会社biomyが共同開発と検証を進めました。松平による1時間の集団(4~5名)リアル腰痛体操教室とアプリのハイブリッド群(重症度がやや高め)では3カ月後に約2/3で、アプリ単独群(重症度が低め)では約3/4で自覚症状の改善が得られました。両群合わせた非改善者の特徴は、介入前のSBSTハイリスク〔→P45〕、SSS-8 16点以上〔→P46〕が有意な因子として挙げられました。言い換えれば、これらの心理社会的要因の関与が強く疑われる慢性腰痛以外の腰痛持ちの社員には、この腰痛アプリが有用である可能性が示唆されました(第34回日本運動器科学会で主任研究者である参宮橋脊椎外科病院院長の大堀靖夫先生が成果発表予定)。現在、デザインも一新し、ヨガ・ピラティスインストラクターのスペシャリスト西畑亜美さんを迎え、マインド-ボディエクササイズやマインドフルネスを含む松平式エクササイズメニューとお役立ち情報を充実させ、さらなる実証実験を進めています。

プレス発表｜東京大学医学部附属病院▶　　　　　　YO2 total careアプリ▶

se·ca·lde（セカイデ）

エクササイズの習慣化サポート　　　　　マインドフルネス　　　　　　　教育

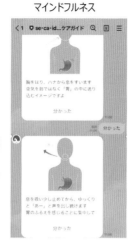
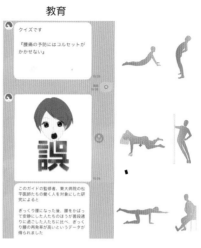

YO2 total care（腰痛トータルケア）

個別化されたエクササイズのインストラクト　　　セルフモニタリング　　　　　　教育

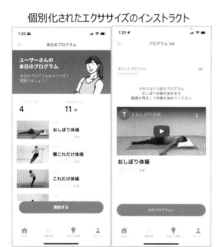
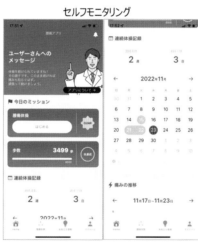
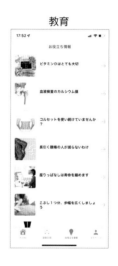

マインドフルネスとマインド-ボディ エクササイズ　　　　オプション：VRアプリによる脱フュージョン/マインドフルネス

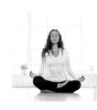
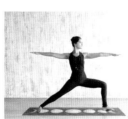
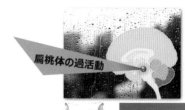
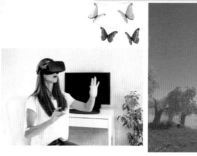
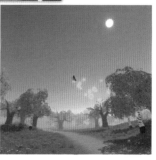

腰痛は、最も就労に影響を与える症状であり、労働生産性を低下させる。

腰痛の3管理 ✛ 労働衛生教育の基本

1 作業管理

① 負担を減らす自動化・省力化。

② 作業対象にできるだけ身体を近づけて作業する。パワーポジションとも呼ばれる「ハリ胸プリけつ」姿勢の習慣化。作業台や椅子を適切な高さに調整。

③ 腰に負担がかかる作業は、1人ではさせない。

④ 姿勢・動作・手順・時間の作業標準を策定。

⑤ 適宜、姿勢を変える。

2 作業環境管理

① 凹凸や段差がなく滑りにくい床面にする。

② 建設機械操作・車両運転での振動の軽減。

3 健康管理

① 腰痛予防に最も有用であることがシステマティックレビュー/メタ分析で明らかになっている運動（腰痛予防体操）の実践を図る。ミニマムにはエビデンスのある「これだけ体操」を作業開始前に導入。マルチコンポーネント運動である「転倒・腰痛予防！いきいき健康体操」は、将来の身体への投資という観点からも推奨できる。

② 座位作業では、1時間に1回は立ち上がる（ブレイク1H）。
続けて「これだけ体操」を実践。

4 労働衛生教育

① 姿勢不良や過度な動作に伴う腰への負担（"腰痛借金"に伴う腰自体の不具合）のみならず、心理社会的要因に伴う脳機能の不具合から生じる腰痛も、特に慢性腰痛では少なくない。

② 一般的な腰痛（非特異的腰痛）においては、予防にも治療にも、たとえ "ぎっくり腰" であっても、過度な安静は推奨されない。

③ 腰痛保護ベルトが予防に役立つというエビデンスはない。

④ 腰椎の変性所見の多くは、通常、腰痛の原因にはならない。

⑤ 腰痛予防体操の実践が、最も効果的であることがわかっており、「これだけ体操」から習慣化する。

この特典は、腰痛教室を開催した折や、労働衛生期間のイベント時など、
従業員の方への配布用等としてご活用ください。

特典1 これだけ体操［女性モデル］［男性モデル］［腰痛の原因は"腰痛借金"の蓄積にあり！］

特典2 知っておきたい腰痛の新常識！

特典3 今日の腰痛予防対策マニュアル

特典4 肘肩ぐるぐる体操

特典　下記URLにアクセスし、パスワードを入力してダウンロードしてください。

特典
1-1 これだけ体操
［女性モデル］

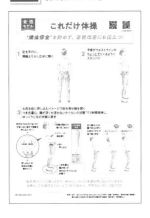

特典
1-2 これだけ体操
［男性モデル］

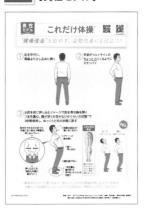

特典
2 知っておきたい
腰痛の新常識！

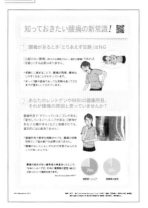

特典
3 今日の腰痛予防
対策マニュアル

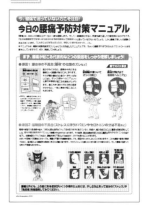

特典
4 肩こり対策：
肘肩ぐるぐる体操

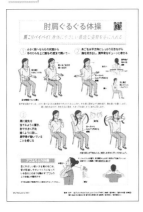

特典
5 筋肉の老化を
予防する食事

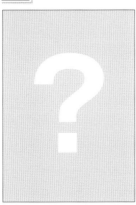

特典
6 魚を使った
簡単レシピ

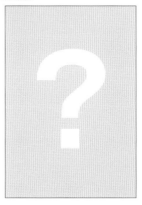

特典
7 美ポジ体操：
動きの解説

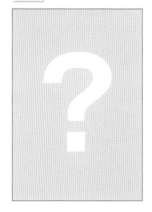

アクセスURL：

https://bipoji.myportfolio.com/education-tools-1

ダウンロードパスワード： **bipoji2023**

女性モデル

これだけ体操

こちらもCheck!

"腰痛借金"を貯めず、姿勢改善にも役立つ!

1 足を平行に、
肩幅より少し広めに開く

2 手首がウエストラインの
ちょっと下にくるように
スタンバイ

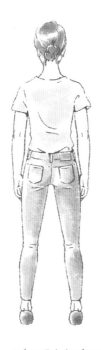
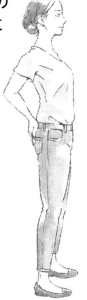

3 お尻を前に押し込むイメージで肘を寄せ胸を開く
つま先重心、踵が浮くか浮かないかぐらいの状態*で3秒間保持し、
ゆっくりと元の状態に戻す

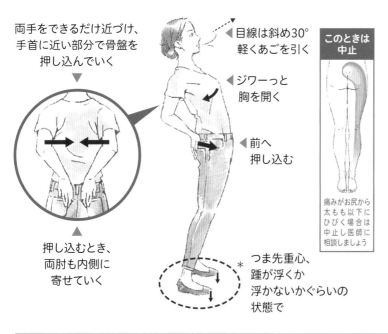

両手をできるだけ近づけ、
手首に近い部分で骨盤を
押し込んでいく

押し込むとき、
両肘も内側に
寄せていく

目線は斜め30°
軽くあごを引く

ジワーっと
胸を開く

前へ
押し込む

＊つま先重心、
踵が浮くか
浮かないかぐらいの
状態で

このときは中止
痛みがお尻から
太もも以下に
ひびく場合は
中止し医師に
相談しましょう

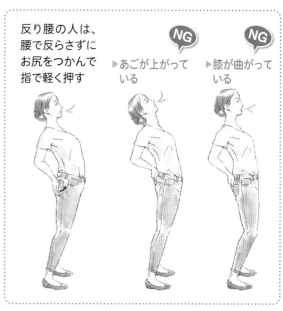

反り腰の人は、
腰で反らさずに
お尻をつかんで
指で軽く押す

NG ▶あごが上がっている

NG ▶膝が曲がっている

"痛気持ちいい"と感じるまで、徐々にしっかりと骨盤を押し込んでいきます。
治療としては適切なフォームで1日10回から、予防なら1日1、2回でOK!

監修: 松平　浩(Tailor Made Back pain Clinic(TMBC)院長／医学博士／整形外科医・産業医)
陣内 裕成(日本医科大学 衛生学公衆衛生学 准教授／医学博士／理学療法士)

男性モデル これだけ体操®

こちらもCheck!

"腰痛借金"を貯めず、姿勢改善にも役立つ！

① 足を平行に、肩幅より少し広めに開く

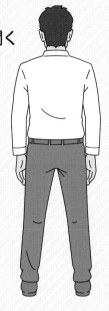

② 手首がベルトラインのちょっと上にくるようにスタンバイ

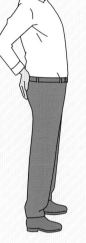

③ お尻を前に押し込むイメージで肘を寄せ胸を開く
つま先重心、踵が浮くか浮かないかぐらいの状態*で
3秒間保持し、ゆっくりと元の状態に戻す

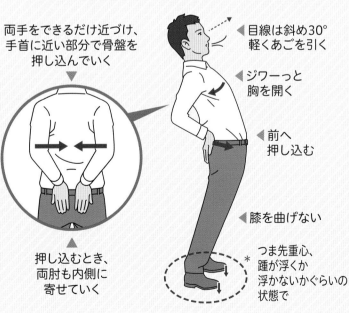

両手をできるだけ近づけ、手首に近い部分で骨盤を押し込んでいく

押し込むとき、両肘も内側に寄せていく

◀目線は斜め30°軽くあごを引く

◀ジワーっと胸を開く

◀前へ押し込む

◀膝を曲げない

* つま先重心、踵が浮くか浮かないかぐらいの状態で

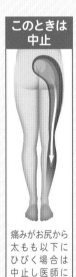

このときは中止
痛みがお尻から太もも以下にひびく場合は中止し医師に相談しましょう

NG

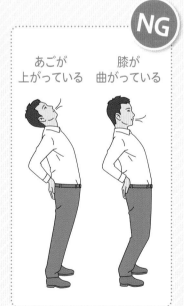

あごが上がっている　膝が曲がっている

"痛気持ちいい"と感じるまで、徐々にしっかりと骨盤を押し込んでいきます。
治療としては適切なフォームで1日10回から、予防なら1日1、2回でOK！

監修：松平　浩（Tailor Made Back pain Clinic（TMBC）院長／医学博士／整形外科医・産業医）
陣内 裕成（日本医科大学 衛生学公衆衛生学 准教授／医学博士／理学療法士）

腰痛の原因は"腰痛借金"の蓄積にあり！

腰痛借金がたまらない状態

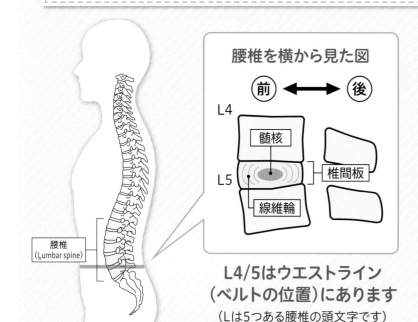

腰椎を横から見た図

前 ←→ 後

L4
髄核
L5
椎間板
線維輪

腰椎
(Lumbar spine)

L4/5はウエストライン（ベルトの位置）にあります
（Lは5つある腰椎の頭文字です）

背骨と背骨に挟まれた椎間板の中には、髄核（ずいかく）というゼリー状の物質があります。髄核は線維輪（せんいりん）という硬い組織に囲まれており、通常、<u>椎間板の中央に位置しています。</u>
そして、これが腰痛借金がたまらない状態です。

腰痛借金がたまる状態

猫背・前かがみ姿勢での作業は、髄核を後ろに移動させます。
これが腰痛借金がたまる状態です。

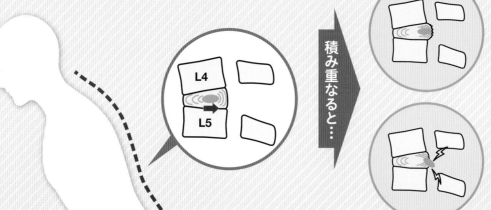

L4
L5

積み重なると…

線維輪が傷ついて
ぎっくり腰に！

髄核が飛び出て
椎間板ヘルニアに！

猫背・前かがみ姿勢が続いたら、
これだけ体操®で借金をその場で返済

監修：松平　浩（Tailor Made Back pain Clinic（TMBC）院長／医学博士／整形外科医・産業医）
陣内 裕成（日本医科大学 衛生学公衆衛生学 准教授／医学博士／理学療法士）

知っておきたい腰痛の新常識！

① 腰痛があるとき「とりあえず安静」はNG

「心配のない腰痛」（明らかな病気のない一般的な腰痛）であれば、「安静」にする必要はありません。

- 安静にし過ぎることで、腰痛が再発、慢性化しやすくなることがわかっています。
- ぎっくり腰の直後であっても安静は長くて2日までが望ましいとされています。

② あなたのレントゲンやMRIの画像所見、それが腰痛の原因と思っていませんか？

画像所見で「すりへっている」「ズレがある」「変形している」「ヘルニアがある」「狭窄がある」「分離がある」などと指摘されても、基本的には心配ありません！

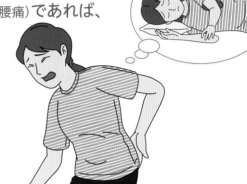

- 画像所見で異常を指摘されても、腰痛の判断材料として悩み続ける必要はありません。
- 腰痛のない人にもいずれかの所見がみられることが多いからです。

腰痛の症状がない健常者の検査をしたところ、76%にヘルニアが、85%に椎間板の変性（老化）があったという報告があります。

Boos N, et al. Spine 1995[25]

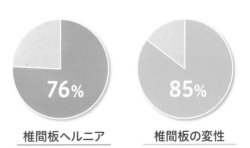

76%	85%
椎間板ヘルニア	椎間板の変性

監修：松平　浩（Tailor Made Back pain Clinic（TMBC）院長／医学博士／整形外科医・産業医）
陣内 裕成（日本医科大学 衛生学公衆衛生学 准教授／医学博士／理学療法士）

③ 痛みへの恐怖・不安から 腰をかばいすぎるのもNG

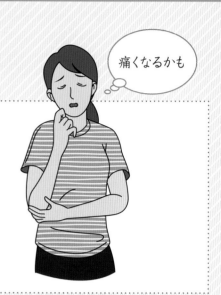

痛くなるかも

腰痛に対する痛みへの恐怖感や、「また痛くなるかも」という心配から過剰に活動を制限することは腰痛がよくならない最大の危険因子です。

● 腰痛を気にし過ぎてしまうと、あなた自身が腰痛に支配されてしまいます。腰痛に注意を向け過ぎないことが回復につながりやすいことがわかっています。

**腰痛は怖くない！
さあ、体を動かしましょう**

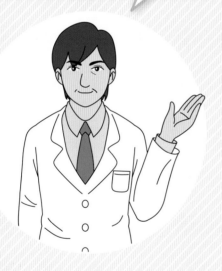

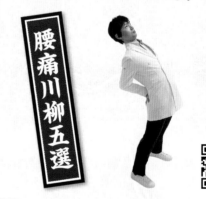

- 腰痛は　動いて治せが　新常識
- ストレスが　あなたの痛みを　加速する
- 腰痛が　悪化の一途　恐怖心
- ヘルニアが　画像に出ても　気にするな
- セルフケア　まずはこれだけ　体操を！

腰痛川柳五選

ただし、このときは早めの受診を！

横向きで
じっと寝ていても
疼くことがある

痛み止めを使っても、
頑固な痛みがぶり返す

内科的な病気や悪い背骨の病気が原因の可能性

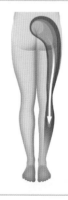

痛みがお尻から
膝下まで広がる

ヘルニア、狭窄症
などによる
神経痛の可能性

監修：松平　浩（Tailor Made Back pain Clinic（TMBC）院長／医学博士／整形外科医・産業医）
陣内 裕成（日本医科大学 衛生学公衆衛生学 准教授／医学博士／理学療法士）

今、腰痛で困っていない方こそ注目！

今日の腰痛予防対策マニュアル

「腰痛」は、日本人の8割以上が一生に一度は経験します。そして一度重症化すると、何度も繰り返したり慢性的になりがちです。「自分は腰痛持ちではないから自分には予防対策なんて関係ない」と思っている方もいるでしょう。しかし腰痛で苦しんだ経験のある方はいいます。「こんなことになるんだったら、予防しておけばよかった…」と。

本マニュアルは、最新の知識を踏まえスペシャリストが作成したマニュアルです。ちょっと意識すればできるセルフコントロール法を基本としていますので、ぜひ、実践してみましょう。

まず、腰痛が起こる代表的な2つの原因をしっかり理解しましょう！

●原因1：腰自体の不具合（髄核*の位置のズレなど）

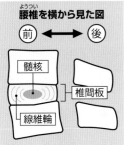

腰椎を横から見た図
前 ←→ 後
髄核 / 椎間板 / 線維輪

前かがみになると、通常は中央にある髄核という組織が後ろに少しずれます。それが積み重なると後ろへずれっぱなしになり、**ぎっくり腰やヘルニアといった腰での事故**が起こる可能性が上がります。急に大きく前かがみ方向の負荷がかかると、一気に事故が起こることもあります。

＊髄核は、椎間板の中央にある水分の多いゲル状のやわらかい物質で、線維輪という硬い組織に囲まれています。髄核は移動しやすく、線維輪に亀裂ができて外に飛び出した状態をヘルニアと呼んでいます。

腰での2大事故

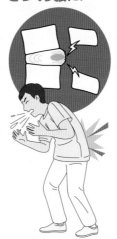
線維輪が傷ついてぎっくり腰に！

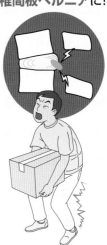
髄核が飛び出て椎間板ヘルニアに！

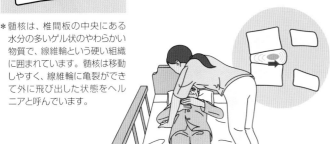

●原因2：脳機能の不具合（ストレスに伴うドパミンやセロトニンの分泌不足など）

職場や家庭での負担感や悩み、つまり心理社会的なストレスを対処できずに抱えていると、快感や、痛みを抑えることに重要な役割を果たしている、脳内(中脳辺縁系)のドパミンという物質が分泌されなくなります。その結果、健全な精神を保つために重要な脳内のセロトニンの分泌が低下し、自律神経のバランスも乱れ、腰痛を含む下図のような症状が、どれでも現れることがあります。

めまいや耳鳴りで耳鼻科にかかっても、胃腸の不調で内視鏡検査をしても、原因がはっきりしないことがありますが、これも臓器や器官の障害ではなく、脳支配による機能的な障害と考えれば腑に落ちます。だからストレスを感じたときに肩こりや背中のはり、そして腰痛が強まっても何の不思議もありません。

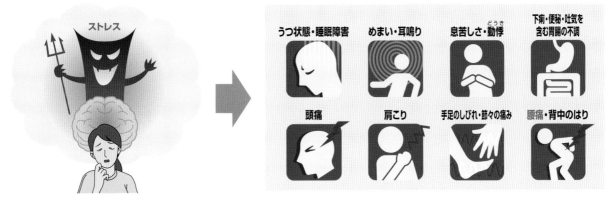

ストレス

| うつ状態・睡眠障害 | めまい・耳鳴り | 息苦しさ・動悸 | 下痢・便秘・吐気を含む胃腸の不調 |
| 頭痛 | 肩こり | 手足のしびれ・節々の痛み | 腰痛・背中のはり |

腰痛以外にも、上の図にある症状がいくつか現れたときには、少し立ち止まって自分の「ストレス」や「負担感」を客観視してみてください。

腰痛対策をどう行うか？ 自分で実践できる具体的な方法

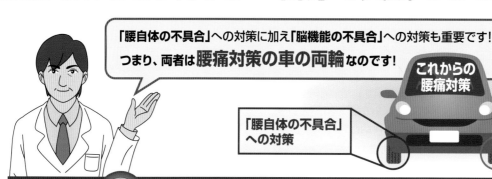

「腰自体の不具合」への対策に加え「脳機能の不具合」への対策も重要です！

つまり、両者は**腰痛対策の車の両輪**なのです！

これからの
腰痛対策

「腰自体の不具合」
への対策

「脳機能の不具合」
への対策

車の両輪1 「腰自体の不具合（髄核の位置のズレ）」を起こさないための対策

髄核が後ろへずれて'ぎっくり腰'や'ヘルニア'といった腰での事故を起こさないための対策を紹介します！

忙しい合間の 腰痛予防の「これだけ体操®」

移乗など前かがみでの作業後、重い物を持った後、しばらく座りっぱなしだった後（特に腰に違和感を感じたとき）には、「これだけ体操®」をやりましょう！

●どうやるの？

1～2回

息を吐きながら、**3秒間**

骨盤をしっかり押すだけ

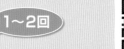

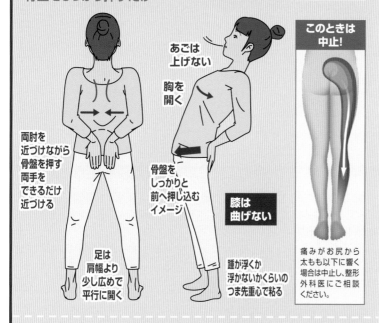

あごは
上げない

胸を
開く

両肘を
近づけながら
骨盤を押す
両手を
できるだけ
近づける

骨盤を
しっかりと
前へ押し込む
イメージ

膝は
曲げない

足は
肩幅より
少し広めで
平行に開く

このときは中止！

痛みがお尻から太もも以下に響く場合は中止し、整形外科医にご相談ください。

踵が浮くか浮かないかくらいのつま先重心で粘る

Q：なぜすぐに「これだけ体操」をするとよいのでしょうか？
A：後ろへずれた髄核が中央に戻りやすいからです。

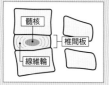
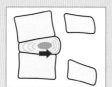
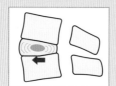

髄核
椎間板
線維輪

通常、髄核は椎間板の中央にあります。

前かがみ姿勢によって髄核が後方へ移動し、椎間板のバランスが崩れます。

すぐ反らせば、容易に髄核がバランスのよい中央へ戻ります。

＊余裕があれば前かがみ作業の前にも1～2回「これだけ体操」をしておくとさらによいでしょう。

基本姿勢としての ハリ胸プリけつ

挙上や移動、前かがみになるときなどの動作時は、下の ハリ胸プリけつ を保つよう習慣化させましょう！

少しだけ胸を張る感じで**重量挙げ選手がバーベルを持ち上げるときの姿勢**をイメージしてください。

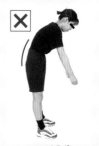
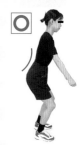

無防備な猫背姿勢

ハリ胸プリけつ

面倒くさがらずに徹底すべき日頃の習慣

介護の現場では、 ハリ胸プリけつ を基本としつつ下に示したような工夫も習慣化させましょう。

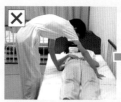
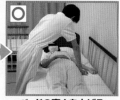

ベッドの高さが低過ぎる

ベッドの高さを上げる

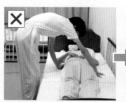
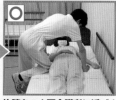

要介護者から離れている

片膝をつき要介護者に近づく

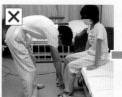
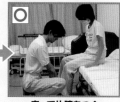

膝を曲げておらず無防備な猫背

座って片膝をつく

車の両輪2 「脳機能の不具合」を起こさせないための対策（ストレス対策）

自分に当てはまるものがないか、第三者的な 👁 で一度客観的に見つめ直してみましょう！

ストレス要因を知ること、それとうまくつきあう術（すべ）をみつけることがストレス対処の秘訣です。

職場にみられる代表的なストレスの要因		ストレスに対応するための「小さな目標」の立て方の例
仕事そのもの	やることが多過ぎていっぱいいっぱい	仕事をリストアップし、やるべきことの優先順位をつけ、終業時には確認の☑印をつける。
	リスクの高い利用者に対する不安感	記録やマニュアルを読む時間をつくる。一人ひとりの利用者の様子（リスクも含めて）を自分の目でよく「見て」対応する。
	毎日同じことの繰り返しで単調だ	利用者や職場の仲間から感謝されたことを思い出す。何か一つでもよいので新たな工夫を試みる。
人間関係	職場内での孤立感	積極的に報告や連絡・相談、質問をすることで、自分から関わりを増やす。
	上司と合わない、ついていけない	上司の役割や上司の好きな部分、尊敬できるところを敢えて書き出してみる。
	悩みの相談相手がいない	自分の悩みを率直に書き出し、簡単な悩みから一番相談しやすい人に打ち明けてみる。
組織内の役割	能力以上の役割が要求されている	苦手な仕事を書き出し、なぜ苦手なのか、その要因を具体的に探す。
	自分の役割がはっきりしない	やってきたこと、これからやるべきことを書き出し、上司に確認する。
組織の構造・風土	組織の方針・仕組みに対する不満	組織や上司が求めているものは何か、自分なりに考えてみる。引き継ぎやミーティングでポジティブに質問し、自分の考え方を述べる。
	組織や上司の指導姿勢に対する不満	自己啓発の目標を具体的に設定する。職場内外で理想のモデルを探す。
キャリア	将来に対する不安	自分が「できること」、「やりたいこと」、「役に立ちたいこと」を書き出し、3年後、5年後の自分のキャリアアップの理想像を描いて具体的にイメージしてみる。

※役職者の方は、部下や同僚の「小さな目標」達成に向けて協力、支援しましょう。

誰にでもできる「3つのトライ」で、ドパミンやセロトニンの分泌を促すプラス習慣を身に付けましょう！

トライ1：仕事の前に「よっしゃ！」で気合い一発！

仕事を始める前に「よっしゃ！」と心の中で宣言して、仕事モードに気持ちをセット。そうすると、仕事への集中力も高まります。苦手な仕事でも、乗り気のしないことでも、「よし、やるぞ！」と一言かけて、少しでも前向きに捉えることで、楽にできるようになるかもしれません。

トライ2：仕事中は「オアシス」から関係づくり

仕事中は

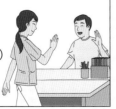

お はようございます（笑顔と挨拶）

あ りがとう（感謝の気持ち）

し つれいします（礼儀ある姿勢）

す みません（素直な態度）

の声かけと心がけで臨みましょう。
きっとたくさんのフィードバックが期待されます。
すでにできている人は、「オアシス」にプラス一言を加えましょう。

トライ3：仕事とプライベートの切り替えに「ケジメ」をつける

仕事が終わったら仕事のことをダラダラ考えるのではなく、ギアを切り替えましょう。ウォーキングは心身のリフレッシュに効果的です。

※歩数計を携帯したほうが1日歩数が確実に増えます。
※100m先をみて、背筋を伸ばして歩くと爽快です。

ピンチ！こんなときは…

●落ち込んでしまったら…
好きなことに集中しましょう！
自分の好きなこと、リラックスできること、過去に感動したことを書き出し、再び始めてみましょう。明日からの活力が湧いてきます。（お酒はほどほどに…）

●怒りや不満が爆発しそう！
その日不満に感じたこと、イライラしたことを自由にノートに書き出してみましょう。気持ちが楽になり、自分を客観的にみることができるようになります。

●イラっとしたら・・・
イラっとしたりパニクりそうなときは、**6秒**カウントしてから以下の要領で深呼吸をしましょう。

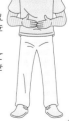

① 目を閉じ、背筋は伸ばし、できるだけ肩の力を抜く。

② ゆっくり**4つ**数えながら鼻から息を吸い込む。

③ その後**8秒**かけてゆっくり息を吐き切る。

●知っておきたい新常識

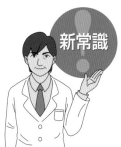

> **腰痛があるときは「とりあえず安静」と思っていませんか?**

新常識 伝統的にはそうですが、明らかな原因疾患*のない一般的な腰痛(言い換えれば心配のない腰痛)に対しては、今や予防としても治療としても世界的に「安静」は勧められていません!

> *明らかな原因疾患のある腰痛(**特異的な腰痛**)として、神経痛を伴う椎間板ヘルニア、腰骨の腫瘍や感染、骨折などが挙げられます。ただ、その割合は少なく、腰痛の多くが原因疾患のないもので、**非特異的な腰痛**と総称されています。
> 非特異的な腰痛の多くは、腰自体あるいは脳機能の不具合であると考えられます。

●「ぎっくり腰」でさえも、安静を保ち過ぎると再発しやすくなるなどかえってその後の経過がよくない*ことがわかっており、お仕事を含む普段の活動をできる範囲で維持することが世界標準の考え方です。

> *安静では髄核の位置のズレが改善しないためと思われます。

> **レントゲンやMRIの所見をみて、「変形している」「椎間板がつまっている(傷んでいる)」「ズレがある」「ヘルニアがある」「分離症がある」などといわれると、これらが腰痛の原因と思ってしまいませんか?**

新常識 画像所見のほとんどは腰痛の原因を説明できません。また、今後腰痛で困り続けるかどうかの判断材料にもならないことが多いのです。よって、今後病院にかかったとき腰の画像所見をネガティブイメージで指摘されても、**悲観する必要はありません!**

●ヘルニア像も含めこのような所見は、腰痛があろうがなかろうが、少なくともどれか一つは多くの人にみられます。逆に腰痛持ちでも画像に全く異常所見がない人もいます。
●椎間板に負担がかかっている所見(椎間板変性)は、20代からみられることも珍しくありません。

コラム

•腰痛の重要な危険因子の一つである恐怖回避思考 −心配し過ぎは要注意!−

「肉体的な重労働は、腰に悪いとよくいわれる、**心配だ**」「腰痛を感じたときは、**とにかく無理をせず**通常の仕事には戻らないほうがよい」などといった、腰痛に対する強い恐怖感と、それに伴う過剰な活動の制限(専門的には**恐怖回避思考**といいます)が、かえって腰痛の予防や回復にとって好ましくないことが多くの研究結果からわかっています。
楽観的に腰痛と上手に付き合い前向きに過ごされることが肝要です。

•1日の歩数を計測して、仕事中の活動も含め8000歩を目指しましょう

ウォーキングを代表とする有酸素運動は、**腰痛**にも**ストレス**にも効果的であることが研究からわかっています。仕事中の活動も含め、まず週に1〜2日からでよいので1日8000歩を目指しましょう。

•心的ストレスでぎっくり腰も…

ストレスや負担感が強いと過度に筋肉が収縮し、荷物を持ち上げる際の椎間板への負担が増えることが研究により証明されています。
つまり、心的ストレスはぎっくり腰を起こす危険性を高めます。

監　　修:松平 浩(Tailor Made Back pain Clinic(TMBC)院長／医学博士／整形外科医・産業医)
制作協力:宮崎民雄、櫻井園子、赤羽秀徳、廣江美穂、有阪真由美、高橋孝宜、植田一也

肘肩ぐるぐる体操

肩こりバイバイ! *身体にやさしい最適な姿勢を手に入れる*

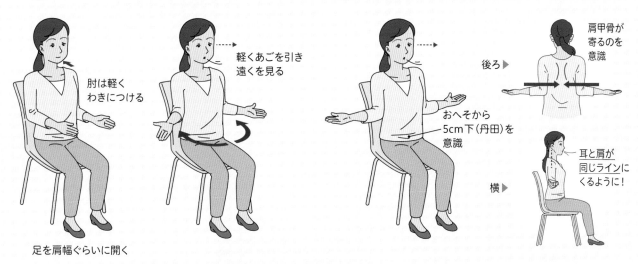

① 小さく前へならえの状態から
手のひらを上に腕を45度まで開いて…

肘は軽く
わきにつける

軽くあごを引き
遠くを見る

足を肩幅ぐらいに開く

② あごを水平方向にしっかり引きながら
胸を突き出し、肩甲骨をギューッと寄せる

後ろ▶

肩甲骨が
寄るのを
意識

おへそから
5cm下(丹田)を
意識

横▶

耳と肩が
同じラインに
くるように!

肩甲骨を動かすには、小さく前へならえの姿勢から手のひらを上に向け、手を横に開きながら胸を張り、胸を高い位置にします。
肩に指先を近づけ、肘を左右に開き、大きく円を描くように後ろに回します。

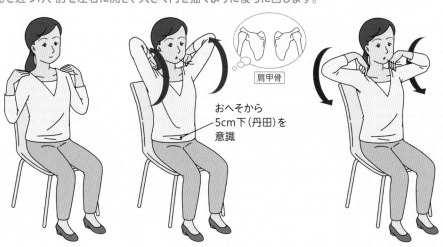

③
肩に指先を
当てるように置き、
肘で大きく円を
描くように回し、
肩甲骨が動いている
ことを感じる

肩甲骨

おへそから
5cm下(丹田)を
意識

※後ろ回しが不快な人は、前回しを多めに行ってみましょう。

アゴふりふり体操

首にやさしい使い方を覚えるには、
骨が回旋しやすいつくりになって
いる首の上のほうを動かす「アゴふり
ふり体操」が便利です

※不快な痛みや頭痛が生じる場合は中止してください。

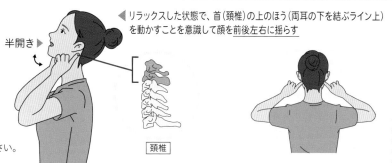

半開き▶

◀リラックスした状態で、首(頚椎)の上のほう(両耳の下を結ぶライン上)
を動かすことを意識して顔を前後左右に揺らす

頚椎

監修:松平　浩(Tailor Made Back pain Clinic(TMBC)院長／医学博士／整形外科医・産業医)
陣内 裕成(日本医科大学 衛生学公衆衛生学 准教授／医学博士／理学療法士)

頑固な肩こりの原因は・・？

肩こり

首や肩の筋肉に対する持続的な負担

自律神経のアンバランス
（交感神経優位）

負担感

顔が前に出て、肘が曲がっている姿勢

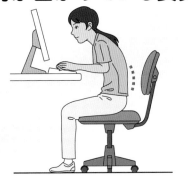

心理的ストレス

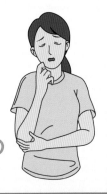

脳機能と
自律神経系の
不具合

☑ **頭は肩の真上に。肘の曲げ過ぎは厳禁！**

☑ **こまめに肩甲骨を動かし、首は上のほうで使う**

☑ **ストレス管理とよい睡眠も大切です**

監修：松平　浩（Tailor Made Back pain Clinic（TMBC）院長／医学博士／整形外科医・産業医）
陣内 裕成（日本医科大学 衛生学公衆衛生学 准教授／医学博士／理学療法士）

■「腰痛で仕事や生活に支障をきたしている方」の状況確認アンケート

1	横向きになってじっとしていても、腰が疼くことがある	はい	いいえ
2	鎮痛薬を使うと一時的に楽にはなるが、頑固な腰痛がぶり返す	はい	いいえ
3	がんの治療歴がある	はい	いいえ
4	ステロイド剤の注射や飲み薬での治療歴が（3ヵ月以上）ある	はい	いいえ
5	原因不明の熱がある	はい	いいえ
6	就寝後に痛みで目を覚ます	はい	いいえ
7	お尻から太もも以下へジンジン・ビリビリ放散する痛み・しびれがある	はい	いいえ
8	週に2回以上30分以上の運動を半年（1年）以上実施している	はい	いいえ
9	BMI25以上または18.5未満	はい	いいえ
10	現在喫煙している	はい	いいえ

最近1週間を通して、以下の体の問題について、どの程度悩まされていますか	ぜんぜん悩まされていない	わずかに悩まされている	少し悩まされている	かなり悩まされている	とても悩まされている
11	胃腸の不調	0	1	2	3	4
12	背中、または腰の痛み	0	1	2	3	4
13	腕、脚、または関節の痛み	0	1	2	3	4
14	頭痛	0	1	2	3	4
15	胸の痛み、または息切れ	0	1	2	3	4
16	めまい	0	1	2	3	4
17	疲れている、または元気が出ない	0	1	2	3	4
18	睡眠に支障がある	0	1	2	3	4

ここ2週間のことを考えて、次のそれぞれの質問に対するあなたの回答に印をつけてください				
19	こんな状態で体を活発に動かすには、かなりの慎重さが必要だ	はい（1点）		いいえ（0点）	
20	心配事が心に浮かぶことが多かった	はい（1点）		いいえ（0点）	
21	私の腰痛は重症で、決して良くならないと思う	はい（1点）		いいえ（0点）	
22	以前楽しめたことが、最近は楽しめない	はい（1点）		いいえ（0点）	
23	全体的に考えて、ここ2週間の腰痛をどの程度煩わしく感じましたか	全然（0点）　少し（0点）	中等度（0点）	とても（1点）	極めて（1点）

腰痛に対するあなたの考えについて、お聞きします				
24	腰痛がある時は、無理せず腰をかばったほうがよい	少しもそう思わない	そう思わない	そう思う	強くそう思う
25	腰痛が起こる原因には、腰自体のトラブルしかない	少しもそう思わない	そう思わない	そう思う	強くそう思う
26	腰痛の予防には、コルセットがかかせない	少しもそう思わない	そう思わない	そう思う	強くそう思う
27	慢性的な腰痛になったら電気をかけたりマッサージに通ったほうがよい	少しもそう思わない	そう思わない	そう思う	強くそう思う
28	画像検査で椎間板ヘルニアがあると言われたら心配だ	少しもそう思わない	そう思わない	そう思う	強くそう思う

現時点で「痛みがあってもこれらの事柄ができる」という自信の程度を教えてください。0は「まったく自信がない」、6は「完ぺきな自信がある」です。それぞれの項目の下の番号をひとつ選んで○をつけてください。

29 ほとんどの場合痛みに対応できる。

0　　1　　2　　3　　4　　5　　6
全く自信がない　　　　　　　　　　　　完ぺきな自信がある

30 痛みがあっても趣味や気晴らしなどの楽しいことがたくさんできる。

0　　1　　2　　3　　4　　5　　6
全く自信がない　　　　　　　　　　　　完ぺきな自信がある

31 痛みがあっても人生の目標のほとんどを達成できる。

0　　1　　2　　3　　4　　5　　6
全く自信がない　　　　　　　　　　　　完ぺきな自信がある

32 痛みがあってもふつうに生活できる。

0　　1　　2　　3　　4　　5　　6
全く自信がない　　　　　　　　　　　　完ぺきな自信がある

あなたご自身の「身体への信頼性」に関する質問です。下記に文章があります。日常生活において、それぞれの文章がどのくらいあなたに当てはまるかを示してください。それぞれ、当てはまるものひとつに○をつけてください。

		全くない					いつもある
33	自分の体の中に居心地の良さが感じられる	0	1	2	3	4	5
34	安心感を自分の身体で感じられる	0	1	2	3	4	5
35	自分の身体感覚を信じている	0	1	2	3	4	5

参考文献一覧

1）Krismer M, van Tulder M. Strategies for prevention and management of musculoskeletal conditions. Low back pain（non-specific）. Best Pract Res Clin Rheumatol. 21: 77-91, 2007

2）Vos T, et al. Global, regional, and national incidence, prevalence, and years lived with disability for 328 diseases and injuries for 195 countries, 1990-2016: a systematic analysis for the Global Burden of Disease Study 2016. Lancet 390: 1211-59, 2017

3）Fujii T, Matsudaira K. Prevalence of low back pain and factors associated with chronic disabling back pain in Japan. Eur Spine J 22: 432-8, 2013

4）厚生労働省. 業務上疾病発生状況等調査（https://www.mhlw.go.jp/stf/newpage_09976.html）2023 年4月14日閲覧

5）Wada K, et al. The economic impact of loss of performance due to absenteeism and presenteeism caused by depressive symptoms and comorbid health conditions among Japanese workers. Ind Health 51: 482-9, 2013

6）Nagata T, et al. Total health-related costs due to absenteeism, presenteeism, and medical and pharmaceutical expenses in Japanese employers. J Occup Environ Med 60: e273-e80, 2018

7）Yoshimoto T, et al. The economic burden of lost productivity due to presenteeism caused by health conditions among workers in Japan. J Occup Environ Med 62: 883-8, 2020

8）松平浩, ほか. 日本における慢性疼痛の実態 - Pain Associated Cross-Sectional Epidemiological（PACE）survey 2009. JP. ペインクリニック 32: 1345-56, 2011

9）Tsuji T, et al. Association between presenteeism and health-related quality of life among Japanese adults with chronic lower back pain: a retrospective observational study. BMJ open 8: e021160, 2018

10）平内和樹, ほか. 社会福祉施設における動作の反動, 無理な動作および転倒による労働災害の分析. ―提供するサービスの違いに焦点を当てた標本調査―. 労働安全衛生研究 16: 51-64, 2023

11）Matsudaira K, et al. Potential risk factors for new onset of back pain disability in Japanese workers: findings from the Japan epidemiological research of occupation-related back pain（JOB）study. Spine（Phila Pa 1976）37: 1324-33, 2012

12）Kawaguchi M, et al. Assessment of potential risk factors for new onset disabling low back pain in Japanese workers: findings from the CUPID（cultural and psychosocial influences on disability）study. BMC Musculoskelet Disord 18: 334, 2017

13）Katsuhira J, et al. Effect of mental processing on low back load while lifting an object. Spine（Phila Pa 1976）38: E832-9, 2013

14）松平浩, ほか. 心理社会的要因は, 仕事に支障をきたす慢性腰痛への移行に強く影響しているか. 厚生の指標 59: 1-6, 2012

15）Matsudaira K, et al. Potential risk factors of persistent low back pain developing from mild low back pain in urban Japanese workers. PLoS One 9: e93924, 2014

16）Matsudaira K, et al. Assessment of psychosocial risk factors for the development of non-specific chronic disabling low back pain in Japanese workers-findings from the Japan Epidemiological Research of Occupation-related Back Pain（JOB）study. Ind health 53: 368-77, 2015

17）Matsudaira K, et al. Assessment of risk factors for non-specific chronic disabling low back pain in Japanese workers-findings from the CUPID（Cultural and Psychosocial Influences on Disability）study. Ind Health 57: 503-10, 2019

18）Coggon D, et al. The CUPID（Cultural and Psychosocial Influences on Disability）Study: Methods of Data Collection and Characteristics of Study Sample. PLoS One 7: e39820, 2012

19）Matsudaira K, et al. Prevalence and correlates of regional pain and associated disability in Japanese workers. Occup Environ Med 68: 191-6, 2011

20）Deyo RA, et al. What can the history and physical examination tell us about low back pain? JAMA 268: 760-65, 1992

21）Deyo RA, Weinstein JN: Low back pain. N Engl J Med 344: 363-70, 2001

22）松平浩, 勝平純司. 腰痛借金 痛みは消える!. 辰巳出版株式会社, 2016

23）日本整形外科学会, 日本腰痛学会 監修, 日本整形外科学会診療ガイドライン委員会, 腰痛診療ガイドライン策定委員会 編. 腰痛診療ガイドライン 2019 改訂第2版. 南江堂, 2019

24）厚生労働行政推進調査事業費補助金（慢性の痛み政策研究事業）「慢性疼痛診療システムの均てん化と痛みセンター診療データ ベースの活用による医療向上を目指す研究」研究班 監修. 慢性疼 痛診療ガイドライン作成ワーキンググループ 編. 慢性疼痛診療 ガイドライン. 真興交易医書出版部, 2021

25）Boos N, et al. 1995 Volvo Award in clinical sciences. The diagnostic accuracy of magnetic resonance imaging, work perception, and psychosocial factors in identifying symptomatic disc herniations. Spine 20: 2613-25, 1995

26）Savage RA, et al. The relationship between the magnetic resonance imaging appearance of the lumbar spine and low back pain, age and occupation in males. Eur Spine J 6: 106-14, 1997

27）Tonosu J, et al. The associations between magnetic resonance imaging findings and low back pain: A 10-year longitudinal analysis. PLoS One 12: e0188057, 2017

参考文献一覧

28）Tonosu J, et al. The relationship between the findings on magnetic resonance imaging and previous history of low back pain. J Pain Res 10: 47-52, 2017

29）Boden SD, et al. Abnormal magnetic-resonance scans of the lumbar spine in asymptomatic subjects. A prospective investigation. JBJS[Am] 72: 403-8, 1990

30）Chou R, et al. Imaging strategies for low-back pain: systematic review and meta-analysis. Lancet 373: 463-72, 2009

31）松平浩, ほか. 腰痛症に対する「痛みの多層モデル」を踏まえた治療戦略. 関節外科 41: 750-61, 2022

32）Leeuw M, et al. The fear-avoidance model of musculoskeletal pain: current state of scientific evidence. J Behav Med 30: 77-94, 2007

33）Melloh M, et al. Identification of prognostic factors for chronicity in patients with low back pain: a review of screening instruments. Int Orthop 33: 301-13, 2009

34）穂積高弘, ほか. 初診時原発不明であった転移性脊椎腫瘍の原発巣の診断と治療. 関節外科 35: 348-353, 2016

35）Fujii T, Matsudaira K, Oka H. Factors associated with fear-avoidance beliefs about low back pain. J Orthop Sci 18: 909-15, 2013

36）松平浩. 職場での腰痛には心理・社会的要因も関与している―職場における非特異的腰痛の対策. 産業医学ジャーナル 33（1）: 60-6, 2010

37）Miranda H, et al. Musculoskeletal pain at multiple sites and its effects on work ability in a general working population. Occup Environ Med 67: 449-55, 2010

38）Yamada K, et al. Prevalence of low back pain as the primary pain site and factors associated with low health-related quality of life in a large Japanese population: a pain-associated cross-sectional epidemiological survey. Mod Rheumatol 24: 343-8, 2014

39）Dionne CE. Psychological distress confirmed as predictor of long-term backrelated functional limitations in primary care setting. J Clin Epidemiol 58: 714-8, 2005

40）松平浩. 心理社会的要因の関与が強い慢性腰痛の病態とアプローチ法. 脊椎脊髄 25: 252-8, 2012

41）Leknes S, Tracey I. A common neurobiology for pain and pleasure. Nat Rev Neurosci 9: 314-20, 2008

42）Scott DJ, et al. Placebo and nocebo effects are defined by opposite opioid and dopaminergic responses. Arch Gen Psychiatry 65: 220-31, 2008

43）Wood PB. Mesolimbic dopaminergic mechanisms and pain control. Pain 120: 230-4, 2006

44）Eippert F, et al. Activation of the opioidergic descending pain control system underlies placebo analgesia. Neuron 63: 533-43, 2009

45）Ploghaus A, et al. Exacerbation of pain by anxiety is associated with activity in a hippocampal network. J Neurosci 21: 9896-903, 2001

46）Geuze E, et al. Alterd pain processing in veterans with posttraumatic stress disorder. Arch Gen Psychiatry 64: 76-85, 2007

47）Hamann SB, et al. Amygdala activity related to enhanced memory for pleasant and aversive stimuli. Nat Neurosci 2: 289-93, 1999

48）Richter-Levin G. The amygdala, the hippocampus, and modulation of memory. Neuroscientist 10: 31-9, 2004

49）Fitzcharles MA, et al. Nociplastic pain: towards an understanding of prevalent pain conditions. Lancet 397: 2098-110, 2021

50）Sesac SR, Grace AA. Cortico-Basal Ganglia reward network: microcircuitry. Neuropsychopharmacol 35: 27-47, 2010

51）Schwabe L, et al. Preventing the stress-induced shift from goal-directed to habit action with a β-adrenergic antagonist. J Neurosci 31: 17317-25, 2011

52）Honda T, et al. Brain perfusion abnormality in patients with chronic pain. Keio J Med 56: 48-52, 2007

53）野尻賢哉, ほか. 急性および慢性腰痛患者の脳スペクト-two tail view解析. 整形外科 62: 468-9, 2011

54）Ito M. Bases and implications of learning in the cerebellum -- adaptive control and internal model mechanism. Prog Brain Res 148: 95-109, 2005

55）Baliki MN, et al. Brain morphological signatures for chronic pain. PLoS One 6: e26010, 2011

56）Seminowicz DA, et al. Effective treatment of chronic low back pain in humans reverses abnormal brain anatomy and function. J Neurosci 31: 7540-5, 2011

57）Baliki MN. et al. Corticostriatal functional connectivity predicts transition to chronic back pain. Nat Neurosci 15: 1117-9, 2012

58）Baliki MN. Predicting value of pain and analgesia: nucleus accumbens response to noxious stimuli changes in the presence of chronic pain. Neuron 66: 149-60, 2010

59）Jiang Y, et al. Perturbed connectivity of the amygdala and its subregions with the central executive and default mode networks in chronic pain. Pain 157: 1970-8, 2016

60）Davis KG, et al. The impact of mental processing and pacing on spine loading. Spine 27: 2645-53, 2002

61）松平浩, 竹下克志. そうだったのか! 腰痛診療 エキスパートの診かた・考えかた・治しかた. 南江堂, 112, 2017

62）Hernández-Diaz S, Rodríguez LA. Association between nonsteroidal antiinflammatory drugs and upper gastrointestinal tract bleeding/perforation: an overview of epidemiologic studies published in the 1990s. Arch Intern Med 160: 2093-9, 2000

63）Hallas J, et al. Use of single and combined antithrombotic therapy and risk of serious upper gastrointestinal bleeding: population based case-control study. BMJ 333: 726, 2006

64）Buchbinder R, et al. Effects of a media campaign on back pain beliefs and its potential influence on management of low back pain in general practice. Spine 26: 2535-42, 2001

65）Buchbinder R, et al. Population based intervention to change back pain beliefs and disability: three part evaluation. BMJ 322: 1516-20, 2001

66）Koes B.W, et al. An updated overview of clinical guidelines for management of non-specific low back pain in primary care. Eur Spine J 19: 2075-94, 2010

67）Matsudaira K, et al. Comparison of physician's advice for non-specific acute low back pain in Japanese workers:advice to rest versus advice to stay active. Ind Health 49: 203-8, 2011

68）Steffens D, et al. Prevention of low back pain: A systematic review and meta-analysis. JAMA Intern Med 176: 199-208, 2016

69）Huang R, et al. Exercise alone and exercise combined with education both prevent episodes of low back pain and related absenteeism: systematic review and network meta-analysis of randomised controlled trials（RCTs）aimed at preventing back pain. Br J Sports Med 54: 766-70, 2020

70）Matsudaira K, et al. Changing concepts in approaches to occupational low back pain. Ind Health 60: 197-200, 2022

71）Kuijer PP, et al. An evidence-based multidisciplinary practice guideline to reduce the workload due to lifting for preventing work-related low back pain. Ann Occup Environ Med 26: 16, 2014

72）厚生労働省, 中央労働災害防止協会. 腰痛を防ぐ 職場の事例集（https://www.mhlw.go.jp/content/11300000/001087637.pdf）, 2023年4月15日閲覧

73）Walker BF, Williamson OD. Mechanical or inflammatory low back pain. What are the potential signs and symptoms?. Manual Therapy 14: 314-20, 2009

74）Hasegawa T, et al. Biomechanical analysis of low back load when sneezing. Gait Posture 40: 670-5, 2014

75）松平浩, 赤羽秀徳. 日常生活および労働現場での腰痛予防対策2（姿勢に焦点を当てた 1・2次予防 対策）. 腰痛診療ガイド（菊地臣一監/紺野慎一編）. 日本医事新報社, 2012. pp96-100

76）Kovacs FM, et al. Effect of firmness of mattress on chronic non-specific low back pain: randomised, double-blind, controlled, multicenter trial. Lancet 362: 1599-604, 2003

77）Little P, et al. Randomised controlled trial of Alexander technique lessons, exercise, and massage（ATEAM）for chronic and recurrent back pain. Br J Sports Med 42: 965-8, 2008

78）厚生労働省科学研究成果データベース. 慢性の痛み患者への就労支援／仕事と治療の両立支援および労働生産性の向上に寄与するマニュアルの開発と普及・啓発（https://mhlw-grants.niph.go.jp/project/157566）, 2023年4月14日閲覧

79）松平浩, ほか. コロナ禍の在宅勤務に伴う筋骨格系の不調と対策例および転倒予防体操の開発. 産業医学ジャーナル 44（6）: 73-8, 2021

80）Tanaka C, et al. Association of work performance and interoceptive awareness of 'body trusting' in an occupational setting: a cross-sectional study. BMJ Open 11: e044303, 2021

81）Hilton L, et al. Mindfulness Meditation for Chronic Pain: Systematic Review and Meta-analysis. Ann Behav Med 51: 199-213, 2017

82）厚生労働省. 令和元年国民健康・栄養調査報告（https://www.mhlw.go.jp/stf/seisakunitsuite/bunya/kenkou_iryou/kenkou/eiyou/r1-houkoku_00002.html）, 2023年4月14日閲覧

83）Aoyagi Y, et al. Habitual physical activity and health in the elderly: the Nakanojo Study. Geriatr Gerontol Int 10 Suppl 1: S236-43, 2010

84）Wen CP, et al. Minimum amount of physical activity for reduced mortality and extended life expectancy: a prospective cohort study. Lancet 378: 1244-53, 2011

85）Inoue K, et al. Association of Daily Step Patterns With Mortality in US Adults. JAMA Netw Open 6: e235174, 2023

86）Biswas A, at al. Sedentary time and its association with risk for disease incidence, mortality, and hospitalization in adults: a systematic review and meta-analysis. Ann Intern Med 162: 123-32, 2015

87）Diaz KM, et al. Patterns of Sedentary Behavior and Mortality in U.S. Middle-Aged and Older Adults: A National Cohort Study. Ann Intern Med 167: 465-75, 2017

88） Ikeda T, et al. Changes in body mass index on the risk of back pain: Estimating the impacts of weight gain and loss. The Journal of Gerontology: Series A. 2022. Sep 8; Online ahead of print.

89） 山田浩司, ほか. 生活習慣病・肥満対策としての運動指導に腰痛や膝痛は阻害要因となりうるか？ 横断調査による探索的検討. J Spine Res 2: 1051-7, 2011

90） Tonosu J, et al. The normative score and the cut-off value of the Oswestry Disability Index（ODI）. Eur Spine J 21: 1596-602, 2012

91） Hashimoto Y, et al. Association between objectively measured physical activity and body mass index with low back pain: a large-scale cross-sectional study of Japanese men. BMC public health 18: 341, 2018

92） Hashimoto Y, et al. Obesity and Low back pain: A retrospective cohort study of Japanese males. J Phys Ther Sci 29: 978-83, 2017

93） Yamada K, et al. Association of body mass index with chronic pain prevalence: a large population-based cross-sectional study in Japan. J Anesth 32: 360-7, 2018

94） Matsudaira K, et al. Identification of risk factors for new-onset sciatica in Japanese Workers: Findings from the Japan Epidemiological Research of Occupation-related Back Pain study. Spine（Phila Pa 1976）38: E1961-1700, 2013

95） Gandhi R, et al. The synovial fluid adiponectin-leptin ratio predicts pain with knee osteoarthritis. Clin Reumatol 29: 1223-8, 2010

96） Maeda T, et al. Leptin derived from adipocytes in injured peripheral nerves facilitates development of neuropathic pain via macrophage stimulation. Proc Natl Acad Sci USA 106: 13076-81, 2009

97） Lim G, et al. Spinal leptin contributes to the pathogenesis of neuropathic pain in rodents. J Clin Invest 119: 295-304, 2009

98） Tian Y, et al. Leptin enhances NMDA-induced spinal excitation in rats: A functional link between adipocytokine and neuropathic pain. Pain 152: 1263-71, 2011

99） Battié MC, et al. 1991 Volvo Award in clinical sciences. Smoking and lumbar intervertebral disc degeneration: an MRI study of identical twins. Spine（Phila Pa 1976）16: 1015-21, 1991

100） e Silva AV, et al. Association of back pain with hypovitaminosis D in postmenopausal women with low bone mass. BMC Musculoskelet Disord 14: 184, 2013

101） Huang W, et al. Improvement of pain, sleep, and quality of life in chronic pain patients with vitamin D supplementation. Clin J Pain 29: 341-7, 2013

102） Miyamoto T, et al. Vitamin D deficiency with high intact PTH levels is more common in younger than in older women: A study of women aged 39-64 years. Keio J Med 65: 33-8, 2016

103） Aghajafari F, et al. Vitamin D deficiency and antenatal and postpartum depression: A systematic review. Nutrients 10: 478, 2018

104） Schaad KA, et al. The relationship between vitamin D status and depression in a tactical athlete population. J Int Soc Sports Nutr 16: 40, 2019

105） Sowah D, et al. Vitamin D levels and deficiency with different occupations: a systematic review. BMC Public Health 17: 519, 2017

106） Finan PH, Smith MT. The comorbidity of insomnia, chronic pain, and depression: dopamine as a putative mechanism. Sleep Med Rev 17: 173-83, 2013

107） Axén I. Pain-related sleep disturbance: A prospective study with repeated measures. Clin J Pain 32: 254-9, 2016

108） Lewandowski AS, et al. Temporal daily associations between pain and sleep in adolescents with chronic pain versus healthy adolescents. Pain 151: 220-5, 2010

109） Roehrs TA, et al. Pain sensitivity and recovery from mild chronic sleep loss. Sleep 35: 1667-72, 2012

110） Ho KKN, et al. Sleep interventions for osteoarthritis and spinal pain: a systematic review and meta-analysis of randomized controlled trials. Osteoarthritis Cartilage 27: 196-218, 2019

111） 松平浩, ほか. 日本語版STarT（Subgrouping for Targeted Treatment）スクリーニングツールの開発—言語的妥当性を担保した翻訳版の作成—. 日本運動器疼痛学会誌 5: 11-9, 2013

112） Matsudaira K, et al. Psychometric Properties of the Japanese Version of the STarT Back Tool in Patients with Low Back Pain. Plos One 11: e0152019, 2016

113） Hill JC, et al. Comparison of stratified primary care management for low back pain with current best practice（STarT Back）: a randomised controlled trial. Lancet 378（9802）: 1560-71, 2011

114） Luites JWH, et al. The Dutch multidisciplinary occupational health guideline to enhance work participation among low back pain and lumbosacral radicular syndrome patients. J Occup Rehabil 32: 337-52, 2022

115） 松平浩, ほか. 日本語版Somatic Symptom Scale-8（SSS-8）の開発: 言語的妥当性を担保した翻訳版の作成. 心身医学 56: 931-6, 2016

参考文献一覧

116) Matsudaira K, et al. Development of a Japanese Version of the Somatic Symptom Scale-8: Psychometric Validity and Internal Consistency. Gen Hosp Psychiatry 45: 7-11, 2017

117) 吉本隆彦, ほか. Somatic Symptom Scale-8と痛み関連質問票との関連. 日本運動器疼痛学会誌 14: 92-9, 2022

118) Fujii T, Oka H, Katsuhira J, Tonosu J, Kasahara S, Tanaka S, et al. Association between somatic symptom burden and health-related quality of life in people with chronic low back pain. PLoS One 13: e0193208, 2018

119) Fujimoto Y, Fujii T, Oshima Y, Oka H, Tanaka S, Matsudaira K. The association between neck and shoulder discomfort-Katakori-and high somatizing tendency. Mod Rheumatol 191-6, 2020

120) 松平浩. テレワークによる身体への影響―関連要因と求められる対策―. 安全と健康 23(5): 17-23, 2022

121) 藤井朋子, ほか. 腰痛に関する教育的動画の制作とオフィスワーカーにおける恐怖回避思考の変化. 日本運動器疼痛学会誌 14: 3-10, 2022

122) Mine Y, et al. The interaction between pain intensity and pain self-efficacy in work functioning impairment: A cross-sectional study in Japanese construction workers. J Occup Environ Med 62: e149-53, 2020

123) Adachi T, et al. Japanese cross-cultural validation study of the Pain Stage of Change Questionnaire. Pain Rep 4: e711, 2019

124) Wilke HJ, et al. New in vivo measurements of pressures in the intervertebral disc in daily life. Spine (Phila Pa 1976) 24: 755-62, 1999

125) Hayashi S, et al. Effect of pelvic forward tilt on low back compressive and shear forces during a manual lifting task. J Phys Ther Sci 28: 802-6, 2016

126) Kumamoto T, et al. Effects of movement from a postural maintenance position on lumber hemodynamic changes. J Phys Ther Sci 28: 1932-35, 2016

127) 神田賢, ほか. 異なる座位姿勢における腰部多裂筋の血液循環動態の経時的変化について. J Spine Res 11: 902-7, 2020

128) Kumamoto T, et al. Repeated standing back extension exercise: Influence on muscle shear modulus change after lumbodorsal muscle fatigue. Work 68: 1229-37, 2021

129) Matsudaira K, et al. Can standing back extension exercise improve or prevent low back pain in Japanese care workers? J Man Manip Ther 23: 205-9, 2015

130) Tonosu J, et al. A population approach to analyze the effectiveness of a back extension exercise "One Stretch" in patients with low back pain: A replication study. J Orthop Sci 21: 414-18, 2016

131) Oka H, et al. The effect of the "One Stretch" exercise on the improvement of low back pain in Japanese nurses: a large-scale, randomized, controlled trial. Mod Rheumatol 29: 861-6, 2019

132) Yoshimoto T, et al. Survey on chronic disabling low back pain among care workers at nursing care facilities: a multicenter collaborative cross-sectional study. J Pain Res 12: 1025-32, 2019

133) Long A, et al. Does it matter which exercise? A randomized control trial of exercise for low back pain. Spine (Phila Pa 1976) 29: 2593-602, 2004

134) Malmivaara A, et al. The treatment of acute low back pain-bed rest, exercisess, or ordinary activity?. N Engl J Med 332: 351-5, 1995

135) 日本整形外科学会, 日本脊椎脊髄病学会 監修, 日本整形外科学会診療ガイドライン委員会, 腰椎椎間板ヘルニア診療ガイドライン策定委員会 編. 腰椎椎間板ヘルニア診療ガイドライン2021（改訂第3版）. 南江堂, 2021

136) 日本整形外科学会, 日本脊椎脊髄病学会 監修, 日本整形外科学会診療ガイドライン委員会, 腰部脊柱管狭窄症診療ガイドライン策定委員会 編. 腰部脊柱管狭窄症診療ガイドライン2021（改訂第2版）. 南江堂, 2021

137) Matsudaira K, et al. The efficacy of prostaglandin E1 derivative in patients with lumbar spinal stenosis. Spine 34: 115-20, 2009

138) Matsudaira K, et al. Modified fenestration with restorative spinoplasty for lumbar spinal stenosis. J Neurosurg Spine 10: 587-94, 2009

139) Hara N, et al. Predictors of residual symptoms in lower extremities after decompression surgery on lumbar spinal stenosis. Eur Spine J 19: 1849-54, 2010

140) Nikaido T, et al. Efficacy and Safety of Add-on Mirogabalin to NSAIDs in Lumbar Spinal Stenosis with Peripheral Neuropathic Pain: A Randomized, Open-Label Study. Pain Ther 11: 1195-1214, 2022

141) Minetama M, et al. Supervised physical therapy vs. home exercise for patients with lumbar spinal stenosis: a randomized controlled trial. Spine J 9: 1310-8, 2019

142) Minetama M, et al. Supervised physical therapy versus unsupervised exercise for patients with lumbar spinal stenosis: 1-year follow-up of a randomized controlled trial. Clin Rehabil 35: 964-75, 2021

143) Matsudaira K, et al. Predictive factors for subjective improvement in lumbar spinal stenosis patients with nonsurgical treatment: a 3-year prospective cohort study. Plos One 11: e0148584, 2016

参考文献一覧

144） Fukushima M, et al. Prognostic factors associated with the surgical indication for lumbar spinal stenosis patients less responsive to conservative treatments: An investigator-initiated observational cohort study. J Orthop Sci 22: 411-4, 2017

145） Yoshimura N, et al. Epidemiology of the locomotive syndrome: The research on osteoarthritis/osteoporosis against disability study 2005-2015. Mod Rheumatol 27: 1-7, 2017

146） Ishii S, et al. Development of a simple screening test for sarcopenia in older adults. Geriatr Gerontol Int. Suppl 1: 93-101, 2014

147） Chen LK, et al. Asian Working Group for Sarcopenia: 2019 Consensus Update on Sarcopenia Diagnosis and Treatment. J Am Med Dir Assoc 21: 300-7, 2020

148） Yoshimura N, et al. Prevalence and co-existence of locomotive syndrome, sarcopenia, and frailty: The third survey of Research on Osteoarthritis/Osteoporosis Against Disability（ROAD）study. J Bone Miner Metab 37: 1058-66, 2019

149） 骨粗鬆症の予防と治療ガイドライン作成委員会（日本骨粗鬆症学会・日本骨代謝学会・骨粗鬆症財団）編. 骨粗鬆症の予防と治療のガイドライン2015年版. ライフサイエンス出版, 2015

150） Tsukutani Y, et al. Epidemiology of fragility fractures in Sakaiminato, Japan: Incidence, secular trends, and prognosis. Osteoporos Int 26：2249-55, 2015

151） Fujiwara S, et al. Fracture prediction from bone mineral density in Japanese men and women. J Bone Miner Res 18: 1547-53, 2003

152） Oei L, et al. High bone mineral density and fracture risk in type 2 diabetes as skeletal complications of inadequate glucose control: the Rotterdam Study. Diabetes Care 36: 1619-28, 2013

153） Eriksen W. Linking work factors to neck myalgia: the nitric oxide/oxygen ratio hypothesis. Med Hypotheses 62: 721-6, 2004

154） Jun D, et al. Physical risk factors for developing non-specific neck pain in office workers: a systematic review and meta-analysis. Int Arch Occup Environ Health 90: 373-410, 2017

155） Marcus M, et al. A prospective study of computer users: II. Postural risk factors for musculoskeletal symptoms and disorders. Am J Ind Med 41: 236-49, 2002

156） Anan T, et al. Effects of an Artificial Intelligence-Assisted Health Program on Workers With Neck/Shoulder Pain/Stiffness and Low Back Pain: Randomized Controlled Trial. JMIR Mhealth Uhealth 9: e27535, 2021

157） Mouatt B, et al. Common challenges in managing neck and upper limb pain in office workers. Aust J Gen Pract 48: 746-50, 2019

158） Fujii T, et al. Associations between neck and shoulder discomfort（Katakori）and job demand, job control, and worksite support. Mod Rheumatol 23: 1198-1204, 2013

159） Sawada T, et al. Potential risk factors for onset of severe neck and shoulder discomfort（Katakori）in urban Japanese workers. Ind Health 54: 230-6, 2016

160） 島津明人. 新版ワーク・エンゲイジメント ポジティブ・メンタルヘルスで活力ある毎日を. 労働調査会, 2022

161） Matsudaira K, et al. Workaholism as a risk factor for depressive mood, disabling back pain, and sickness absence. PLoS One 8: e75140, 2013

162） Nihei K, et al. Association between low back pain, workaholism, and work engagement in Japanese hospital workers: A quantitative cross-sectional study. J Occup Environ Med 64: 994-1000, 2022

163） Otsuka S, et al. The effects of a two-minute original exercise program supported by the workplace unit on the workers' work engagement: the "Bipoji" exercise. J Phys Ther Sci 32: 410-3, 2020

164） Shimazu A, et al. Work engagement in Japan: Validation of the Japanese version of the Utrecht Work Engagement Scale. Applied Psychology: An International Review 57, 510-23, 2008

165） Itoh N, et al. Evaluation of the Effect of Patient Education and Strengthening Exercise Therapy Using a Mobile Messaging App on Work Productivity in Japanese Patients With Chronic Low Back Pain: Open-Label, Randomized, Parallel-Group Trial. JMIR Mhealth Uhealth 10: e35867, 2022

参考文献一覧

索 引

＜謝辞＞

　私が勤労者医療の研究をスタートさせた、労働者健康安全機構の前身である労働者健康福祉機構による労災疾病等13分野研究をサポートいただいた当時の関係者の皆さま、その後、私が関わった多くの労災疾病臨床研究／厚生労働科学研究でご一緒した研究者および厚生労働省担当課の方々、これまで私が主導する研究事業の推進に向けて寄り添ってくれた秘書さんを含むチームメンバーの面々、昨年度行われた第三次産業労働災害防止対策支援事業検討委員会における実務にあたられた中央労働災害防止協会の方々を含む関係者の皆様、そして、過分な推薦のお言葉をいただいた森晃爾先生、岩切一幸先生、島津明人先生、さらには、本書において事例提示をご快諾いただいた各企業担当者の方々に対し、心より感謝申し上げます。

　最後になりましたが、私の研究活動に寄り添う形でいつもご支援をいただき、今回も本書の誌面構成・デザインの作成などに尽力いただいた株式会社アーツユニットの高橋孝宜さん、横山恵美さんにも心より御礼申し上げます。

腰痛ケア.COM のご紹介

[https://yo2care.com]

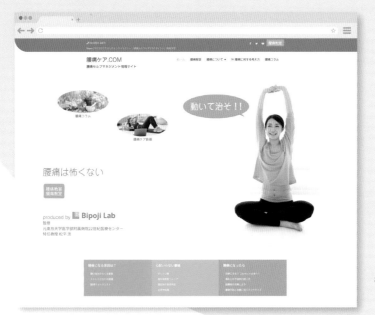

腰痛は
怖くない

各種腰痛メソッドを紹介しています。
よろしかったらご活用ください。

 腰部脊柱管狭窄症

脊柱管とは、脊髄と馬尾という大切な神経が通っているトンネルです。加齢により背骨が変形したり、椎間板が水気を失い出っぱってきたり、椎間関節や黄色靭帯と呼ばれる背骨の組織が厚くなると、このトンネルが狭まってきます。この脊柱管の狭まり程度は、背筋を伸ばした状態のほうが黄色靭帯の厚みが増えることにより強まることがわかっています。

ですので腰部脊柱管狭窄症では、背筋を伸ばして立ちっぱなしでいる時や、歩いてしばらく経った時に症状が現れるパターンが典型的です。一方、高齢の方がMRIを取れば、無症状であっても多少の脊柱管狭窄の所見は多くの人に映ります。

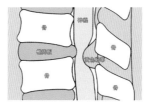

坐骨神経痛についても解説！

典型的な坐骨神経痛の種類についても、丁寧に解説しています。

腰痛改善のノウハウをわかりやすく動画で紹介！

腰痛のセルフケアに必要なエクササイズや知識を動画で紹介しています。
楽しい「腰痛さよなら音頭」も！

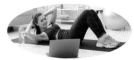

腰痛ケア動画

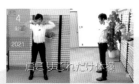

肘肩ぐるぐる体操

🗀 腰痛ケア動画

デスクワークしてると肩こりが辛くなりますよね？そんな時はこの体操をやってみてください。姿勢も改善されて、気分もリフレッシュしますよ！

Read More

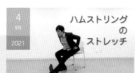

ハリ胸ハムストリングスストレッチ

🗀 腰痛ケア動画

1日1回ふともも裏のストレッチをして、腰痛借金を減らして姿勢改善もしちゃいましょう！

Read More

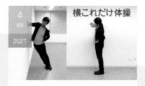

横これだけ体操

🗀 腰痛ケア動画

ご自宅や会社で長時間座りっぱなしで腰痛に悩まされていませんか？腰痛は安静にし過ぎるのは逆効果！世界のスタンダードは「腰痛は動いて治す」です！お仕事の合間に腰痛予防になる横これだけ体操をして腰のストレスを減らしましょう…

Read More

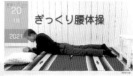

ぎっくり腰体操

🗀 腰痛ケア動画

もしものとき、ぎっくり腰になってしまったそのときに応急処置的に痛みを軽減する体操です。

Read More

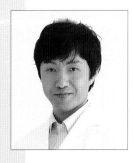

松平　浩 （まつだいら　こう）

テイラーメイド　バックペイン　クリニック
Tailor Made Back pain Clinic（TMBC）院長。元 東大病院22世紀医療センター特任教授

1992年	順天堂大学医学部医学科卒業　同年、東京大学整形外科入局
1998年〜	東京大学整形外科、助手（東大腰椎・腰痛グループ担当）
2006年	東京大学医学系研究科論文博士取得
2008年	英国サウサンプトン大学 留学 （MRC Epidemiology Resource Center (University of Southampton) Southampton General Hospital, visiting scientist and Senior Research Fellow）
2009年〜	関東労災病院勤労者筋・骨格系疾患研究センター（センター長） 労働者健康福祉機構本部研究ディレクター兼務
2014年〜	東京大学医学部附属病院22世紀医療センター 運動器疼痛メディカルリサーチ&マネジメント講座長（特任准教授）
2016年〜	同講座 特任教授。同年より福島県立医科大学医学部疼痛医学講座特任教授 および順天堂大学医学部麻酔科学・ペインクリニック講座非常勤講師を兼務
2023年	東京都四谷四丁目に、腰痛専門（自由診療）による 腰椎椎間板ヘルニア・腰部脊柱管狭窄症などのセカンドオピニオン外来と、 トータルヘルスケアコンサルティングのクリニックである Tailor Made Back pain Clinic（TMBC）を開院

https://www.tmbackpain.com

＜以下において主任研究者等を務める＞

2009〜14年	労災疾病等13分野研究において「職業性腰痛、頸肩腕症候群の効果的な予防法（再発防止を含む）、診断法の研究・開発、普及」
2010〜11年	厚生労働省委託事業「治療と職業生活の両立等の支援手法の開発」における「腰痛その他の筋骨格系疾患」
2014〜17年	厚生労働省労災疾病臨床研究事業費補助金「職場における腰痛の効果的な治療法等に関する研究」
2017〜20年	厚生労働省労災疾病臨床研究事業費補助金「企業における事業場内外の産業保健スタッフと医療機関の連携に関する研究」
2018〜20年	厚生労働省労働安全衛生総合研究事業「エビデンスに基づいた転倒予防体操の開発およびその検証」
2019〜21年	厚生労働省慢性の痛み政策研究事業「慢性の痛み患者への就労支援／仕事と治療の両立支援および労働生産性の向上に寄与するマニュアルの開発と啓発」
2022年度	厚生労働省の転倒・腰痛等の減少を図る対策の在り方に関する有識者ヒアリング 有識者
2023年度	厚生労働省委託事業 第三次産業労働災害防止対策支援事業検討委員会委員長

＜その他＞

2009年、2019年、2022年、2023年	NHK Eテレ『きょうの健康』で腰痛を担当
2015年	NHKスペシャル『腰痛・治療革命』に出演・監修
2018年〜2023年	医師が選ぶベストドクターに3期連続選出
2022年	長年の腰痛対策に対する業績により**第74回保健文化賞**を受賞 受賞理由「従来の人間工学的な対策だけでなく、心理社会的要因への対策の必要性について先駆的かつ一貫した研究を実施し、労働災害が増加傾向にある第三次産業での腰痛をはじめとする筋骨格系疾患の予防・改善に貢献している」

＜著　作＞

英文誌業績：150論文
『一回3秒 これだけ体操 腰痛は「動かして」治しなさい』（講談社＋α新書）ほか著書多数
2022年以降の刊行物には、『職場ですぐできる！ 腰痛対策の新常識 改訂第2版』（中災防）、『10秒でつらい痛みが消えた！ 腰痛これだけ体操 増補改訂版』（宝島社）、『10秒から始める！ 脊柱管狭窄症これだけ体操 増補改訂版』（宝島社）がある。

職場における新たな腰痛対策 Q&A 50

既 存 の 腰 痛 概 念 の 変 革 と 実 践

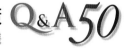

2023年3月30日　初版発行　　　　　　　　　定価（2,500円＋税）

著　　　者	松平　浩
編集発行人	井上　真
発　行　所	公益財団法人 産業医学振興財団 〒101-0048 東京都千代田区神田司町2-2-11新倉ビル TEL 03-3525-8291 FAX 03-5209-1020 URL https://www.zsisz.or.jp
制 作 協 力	（株）as-T Medical design （株）アーツユニット　高橋　孝宜／横山　恵美 又平　伸亮（イラスト作成）
印 刷 所	（株）ホクシン

978-4-915947-82-7 C2047　　2500E
©Ko Matsudaira, 2023　落丁·乱丁はお取り替え致します。